U0189383

The Anxiety and Depression Workbook

Simple, Effective CBT Techniques to Manage Moods and
Feel Better Now

焦虑和抑郁
自助手册

[美] 迈克尔·A. 汤普金斯 ◎ 著　　　欣 玫 ◎ 译
（Michael A. Tompkins）

中国科学技术出版社
·北 京·

THE ANXIETY AND DEPRESSION WORKBOOK: SIMPLE, EFFECTIVE CBT TECHNIQUES TO MANAGE MOODS AND FEEL BETTER NOW by MICHAEL A. TOMPKINS, PHD, ABPP, FOREWORD BY JUDITH S. BECK, PHD
Copyright: ©2021 BY MICHAEL A. TOMPKINS
This edition arranged with NEW HARBINGER PUBLICATIONS
through BIG APPLE AGENCY, LABUAN, MALAYSIA.
Simplified Chinese edition copyright:
2022 China Science and Technology Press Co., Ltd
All rights reserved.

北京市版权局著作权合同登记　图字：01-2022-2098。

图书在版编目（CIP）数据

焦虑和抑郁自助手册 / （美）迈克尔·A. 汤普金斯
（Michael A. Tompkins）著；欣玫译 . — 北京：中国
科学技术出版社，2023.4（2024.5 重印）
书名原文：The Anxiety and Depression Workbook：
Simple，Effective CBT Techniques to Manage
Moods and Feel Better Now
ISBN 978-7-5046-9937-4

Ⅰ . ①焦… Ⅱ . ①迈… ②欣… Ⅲ . ①焦虑—精神疗
法—手册②抑郁症—精神疗法—手册 Ⅳ . ① R749-62

中国国家版本馆 CIP 数据核字（2023）第 032254 号

策划编辑	何英娇	责任编辑	何英娇
封面设计	创研设	版式设计	蚂蚁设计
责任校对	焦　宁	责任印制	李晓霖

出　　版	中国科学技术出版社	
发　　行	中国科学技术出版社有限公司发行部	
地　　址	北京市海淀区中关村南大街 16 号	
邮　　编	100081	
发行电话	010-62173865	
传　　真	010-62173081	
网　　址	http://www.cspbooks.com.cn	

开　　本	880mm×1230mm　1/32
字　　数	199 千字
印　　张	9.5
版　　次	2023 年 4 月第 1 版
印　　次	2024 年 5 月第 2 次印刷
印　　刷	大厂回族自治县彩虹印刷有限公司
书　　号	ISBN 978-7-5046-9937-4/R·2982
定　　价	69.00 元

本书赞誉

...............§...............

对于越来越多与焦虑和抑郁做斗争的人来说，这本书是极为宝贵的资源，来得不能更及时了——尤其是在我们与史无前例的全球健康危机较量之际。汤普金斯以娴熟的技巧讲解了心理学理论，并将循证干预措施整合到易于应用的策略中，目的是减轻情绪痛苦、改善机能，使人更容易过上有价值的生活。书中众多的现实生活案例都证实并说明，这些技巧可减少人的羞耻感，且能有效实施。

——罗谢尔·I. 弗兰克（Rochelle I. Frank），哲学博士
加州大学伯克利分校（University of California, Berkeley）心理学临床助理教授，美国莱特研究所（The Wright Institute）兼职教授，《病例制定与治疗计划制定的跨诊断路线图》（*The Transdiagnostic Road Map to Case Formulation and Treatment Planning*）一书的合著者

认知行为疗法（cognitive behavioral therapy，CBT）的主要思想，是通过练习新的思维和行为习惯，我们可以感觉更好，

有大量的证据支持这一思想。在本书中，汤普金斯将带你遍历
CBT 的各个步骤，包括挑战消极思维、正念、减少回避行为、解
决问题、暴露、自我同情。汤普金斯努力以一种综合性强但又非
常容易理解的方式为大家讲述如何战胜焦虑和抑郁。阅读本书时，
就像你身边有一位治疗大师。若你患有焦虑症或抑郁症，这本书
正适合你。我在未来几年都会向我的患者推荐它。

——大卫·F. 托林（David F. Tolin），哲学博士

哈特福德生活医疗保健研究所（Hartford HealthCare Institute of
Living）焦虑障碍中心主任，行为与认知疗法协会（Association for
Behavioral and Cognitive Therapies，ABCT）主席，《暴露大书》（*The Big
Book of Exposures*）一书的合著者

如果你正在寻找循证工具和策略，以帮助自己应对焦虑和抑
郁，那么我强烈建议你阅读本书。汤普金斯是一位经验丰富、才
华横溢的临床医生，他已经运用这些策略帮助了成千上万的人。
若你能阅读本书，那么他也可以给予你帮助。

——杰奎琳·B. 珀森斯（Jacqueline B. Persons），
哲学博士

奥克兰认知行为治疗中心（Oakland Cognitive Behavior Therapy
Center）主任，加州大学伯克利分校心理学系临床教授

这本相当出色的书中包含大量实用信息，以通俗易懂的语
言呈现，并配有完备的插图、表格及练习题。所有这些都是为了

帮助陷于痛苦中的人们，使其在面对焦虑和抑郁情绪时行动起来——而不是逃避。从概念上讲，该书聚焦于教授各种各样用于培养情绪、认知及行为灵活性的技巧。学习这些技巧将使读者能够实现持久的改变，从而减少痛苦，提高生活质量。

——多洛雷丝·加拉格尔–汤普森
（Dolores Gallagher-Thompson），哲学博士

美国专业心理学委员会委员，斯坦福大学医学院（Stanford University School of Medicine）精神病学与行为科学系荣誉退休教授，执业老年心理学家，国际公认的关于失智症患者家庭照护方面的研究人员

如果你正在与焦虑或抑郁艰难搏斗，那么你应该阅读本书。其由一位经验非常丰富的临床医生撰写，提供了一套连贯的策略来管理这些情绪困扰，这套策略基于当代临床科学。

——R. 特伦特·科德三世（R. Trent Codd III），
教育专家学位（EdS）

北卡罗来纳州西部认知行为治疗中心执行主任，《针对治疗师和咨询师的苏格拉底式提问》（*Socratic Questioning for Therapists and Counselors*）一书的合著者

谨以此书献给卢（Lu）[1]

---

[1] 作者的妻子卢安·德沃斯（Luann DeVoss）。

前　言

　　你为何应该阅读本书呢？假如你饱受焦虑或抑郁之苦，或者认识处于同样状况的人，那么你就会发现，本书相当有价值。19世纪60年代，我父亲亚伦·T. 贝克（Aaron T. Beck）医生发展出了认知行为疗法，自那时起，全世界的研究人员、临床医生及政策制定者都一直在推荐认知行为疗法，将其作为一种针对焦虑症和抑郁症的心理治疗可选方法。在贝克认知行为治疗研究所（Beck Institute for Cognitive Behavior Therapy），我们已教会了成千上万的临床医生通过运用本书中的技巧来提高疗效。

　　过去10年中，研究人员研究了我们观察到的情况：不管精神疾病是哪种或诊断结果如何，情绪障碍都是使得焦虑症或抑郁症一直存在的重要核心因素，而其中之一就是情绪回避。

　　在这本书里，迈克尔·A. 汤普金斯医生建议，若你遭受过度焦虑或抑郁的折磨，治疗方法非常简单明确：通过提高情绪灵活性来减少情绪回避。更大的情绪灵活性可以让你做好准备，使你能够接近自己的焦虑或抑郁情绪，而不是后退远离它，从而培养你对这些令人不安的情绪的耐受力。

　　就像他的其他著作一样，在本书中，汤普金斯医生将复杂的心理学概念转化为实用且高效的技巧。一开始你将学习如何记录自己的焦虑、抑郁体验。其后，除了识别使自己一直回避情绪的思维和行为，你还将发现回避自己焦虑、抑郁情绪而产生的持续后果。

　　接下来，你将学习正念和接纳技巧，这将提高你的注意力系统的灵活性。你所关注和忽视的东西都会导致情绪僵化。这种不灵活性会让你很难转移注意力，也很难看清真实的情况和真实的自己。

　　然后，你将学习使思维更加灵活的技巧。这些认知改变策略是认知行为疗法的核心内容，汤普金斯医生描述了几种简单易用的思维技巧，为随后的情绪暴露相关内容奠定了基础。

　　一旦通过应用正念和思维技巧放松了自己的情绪系统，你就会进入借助情绪暴露来培养情绪耐受力的关键步骤。尽管直面自己的情绪似乎看上去有违直觉，但你很快就会发现，接近自己的焦虑、抑郁情绪而非退缩才是关键，这能让你过上更充实、更有意义的生活。在本书中，你将学会这样做。

　　除了逐步增强情绪耐受力和灵活性的技巧，你还将学习如何培养感激态度与自我同情的技巧。对于真正的 CBT 模式，这些技巧会改变你的态度。例如，你将学习如何专注于自己所拥有的而不是缺乏的东西的技巧以及自我同情技巧，以对抗自我批评，而自我批评是过度焦虑和抑郁情绪的组成部分。

　　本书中的各种技巧相当有效，我鼓励你把每一种技巧都尝试一下，不论是自行尝试，还是在治疗师的帮助下进行。近半个世纪的研究表明，这些技巧和方法行之有效。若你希望在生活中获得更大的幸福感，我鼓励你阅读本书，并学习、练习这些技巧。

—— 朱迪斯·S. 贝克，哲学博士

贝克认知行为治疗研究所所长

宾夕法尼亚大学（University of Pennsylvania）精神病学心理学临床教授

美国认知治疗学会（Academy of Cognitive Therapy）前主席

认知疗法创始人亚伦·T. 贝克的女儿

著有《贝克瘦身方案》（*The Beck Diet Solution*）。

目　录

第一部分

了解自身情绪并
做好改变准备

PART 1

第 1 章

何为情绪僵化

若你患有过度焦虑或抑郁，则可能会比其他人更频繁地感受到强烈的焦急忧虑或情绪低落。当处于焦虑状态时，你会觉得音量开得太大了，你的大脑在飞速运转、思绪万千，身体紧绷、僵直。抑郁时，你又会觉得音量调得太小了，思维缓慢、反应迟钝，身体沉重而疲惫。此外，一旦你感到焦虑或沮丧，往往会一直沉浸在这种情绪中，而其他人则能慢慢好转并摆脱出来。换言之，相比他人，你的情绪系统（emotional system）的灵活性较差。这使得你很难从焦虑、抑郁情绪中重新振作起来，也不容易做那些有助于你过上想要的生活的事情。

情绪灵活性（emotional flexibility）是一种能力，它能让人以适当的情绪水平应对生活挑战，并且随着这些状况的变化而恢复如常。灵活的情绪系统可能是体现心理健康的最重要的一个特征。幸运的是，你的情绪系统的灵活性并非一成不变——它具有可塑性。而且，如果你在这方面花功夫，就能增强自己的情绪系统的灵活性。

这本书的写作目的是教给你提高自身情绪灵活性的技巧。拥有了更具弹性的情绪系统，你就不会有那么多焦虑和悲伤，并且能够更好地从生活的起起落落中恢复过来。

本书中的技巧——比如正念、灵活思维、自我同情——与你在认知行为疗法中学到的一样。认知行为疗法是治疗焦虑和抑郁的金标准。50多年的研究告诉我们，这些技巧可以帮助人们从过度的焦虑和抑郁中恢复过来。无论你是处于焦虑或抑郁状态，还是患有焦虑症或抑郁症，抑或二者兼有，本书都是为你而写的——一本手册，一个需要遵循的程序，一套需要学习和实践的技巧。这是因为，过度焦虑和抑郁二者都体现出一种僵化的情绪系统。

◎ 僵化的情绪系统是问题所在

阿尔伯特·爱因斯坦（Albert Einstein）将精神错乱定义为：一遍又一遍地做着同样的事情，却期望得到不同的结果。情绪僵化也是指反复思考或关注同样的事情。这种有关思维、行为、注意力的僵化习惯会带来焦虑或抑郁情绪，这些情绪相当糟糕、令人痛苦、具有破坏性和持久性。

僵化的注意力

注意力在我们的情绪反应方面扮演着重要角色。如果你走在人行道上，听到小巷里传来声音，会假定（尽管你不确定）该声音与危险有关。一旦做出评估，你的注意力就会转移到这个声音上，以便确认其是否是一种威胁。类似地，若你犯了错误，你就会将注意力聚焦于你做过的事情，以便吸取教训，将来在该问题再次出现时有助于解决它。这些都很正常。

然而，过度的焦虑和抑郁则伴随着特殊类型的注意力——偏向（biased）和僵化（inflexible）。如果你过度焦虑，就会倾向于关注威胁（或你认为的威胁），而不是安全。例如，你也许会过分关注［带有偏向的注意力（biased attention）］飞行的危险，而对飞行比驾车前往目的地安全得多的事实视而不见。若你感到沮丧，就可能对负面的事物（或你认为是负面的）关注过头，甚至是非常小的负面东西。比如，如果朋友品尝了你做的汤，然后说："汤很棒，不过可以加点盐。"那你或许只会听到"可以加点盐"，而不是"很棒"。

不仅是你的注意力本身偏向于威胁和负面，而且一旦你的注意力转移到威胁或负面的东西上，就很难再转回来。你的注意力是僵化的，就像你的思维也是僵化的一样。事实上，当你患有情绪障碍时，你的注意力往往相当不灵活，以至于很难看清楚自己周围世界的真实面貌。

僵化的思维

在艰难应对过度焦虑或抑郁时，你往往会以不准确（inaccurate）、无益（unhelpful）、不灵活（inflexible）的方式解释事情。比方说，你可能会高估坏事发生的可能性，或者高估某个事件的影响，然后一整天都为此惴惴不安。你还可能会过度夸大，例如，犯了个小错误就断定自己是失败者，然后觉得无望且失落。这些思维模式是无意识且僵化的，甚至你常常意识不到自己已经身陷其中。

学习一些技巧来帮助你认识到自己已经不知不觉陷入这些思维模式，继而摆脱掉它们，这对从过度焦虑或抑郁中恢复过来是至关重要的。

僵化的行为

除了僵化的思维和注意力，你可能还有僵化的行为。为了避免或控制焦虑、低落情绪，你会采取这些习惯性行为：因为害怕说错话而坚持谈论"安全"话题，担心有人闯入家中而反复检查门锁，这些都是焦虑驱动性身体行为（anxiety-driven physical actions）的例子。避开你曾经喜欢的活动，因为感觉太累而无法努力参与其中；在床上躺上数小时，因为倍感压力而不能去上班、不能打电话给朋友甚至洗澡，这些例子讲的是抑郁驱动性身体行为（depression-driven physical actions）。

你也许还会运用心理行为来防范焦虑或沮丧。不过，与身体行为习惯不同，心理行为习惯都存在于你的头脑之中。譬如，对于焦虑驱动性心理行为（anxiety-driven mental actions），你或许会反复安慰自己——骑自行车时没有撞到别人；或者再三分析过去的对话，以说服自己——该人喜欢你，或至少对你不反感。抑郁驱动性心理行为（Depression-driven mental actions）包括频频回顾过去发生的不顺利事件。比如，一再责问自己——为什么得到的工作绩效评估是"良好"而非"优秀"，然后批评自己，因为你本

"应该"做得更好。

◎ 僵化的情绪系统导致逃避

图 1-1 显示的是僵化的情绪系统将你抛入其中的典型循环体系。一个具有挑战性的生活事件发生了，你的反应是：用同样的方式思考，以同样的方法行动，聚焦于同样的事情。这种情绪上的僵化放大了你对生活挑战的情绪反应。渐渐地，由于感到极度焦虑或抑郁，你会逃避触发这些强烈情绪的事件和情境。

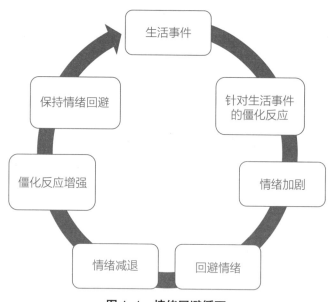

图 1-1 情绪回避循环

例如，若你感到抑郁，或许会回避社交，因为你觉得自己不会乐在其中；如果你担心自己的健康，可能会因为害怕听到坏消息而不去看医生；假如你忧虑锻炼可能会导致心脏病发作，就可能会不参加运动。

通常，你会避开消极情绪，如焦虑或抑郁，但你也可能回避积极情绪，如幸福或喜悦。若感到沮丧，你也许会回避积极情绪，因为你认为自己不值得拥有积极的体验，如与朋友一起欢笑。你可能会避免参与令人愉快的活动，因为你相信，由于放松了警惕，让自己享受愉悦意味着会有坏事发生。

若你无意识地、一而再再而三地回避、逃离正常但可能令你不舒服的人生经历，你就会变得更加难以容忍它们。很快你就会开始相信，你无法忍受焦虑或情绪低落，这种信念会加剧你的愿望——避开那些让人不舒服但自然的情绪体验。随着逃避的持续，从这些情绪体验中脱身来看清生活的本来面目就会变得更加困难。

这里的底线是：若始终回避自己的焦虑、抑郁情绪，就不会认识到，在追求那些值得体验的生活中的重要事情时，你可以容忍它们。

总而言之，你的思维、行为、注意力的僵化是过度焦虑和抑郁的核心特征。这种僵化导致你逃避自己的情绪体验，而这种逃避构建出一种情绪系统——当你经历人生的起起落落时，它不会让你重新振作、恢复活力。

本书中的技巧将提高你情绪系统的灵活性，并在此过程中培养你对焦虑、抑郁等情绪的耐受力，认识到你可以忍受焦虑或抑郁情绪。这是一种方法，可使你从那些让生活受限的不适情绪中恢复过来。

◎ 焦虑与抑郁的跨诊断治疗

近几年来，针对那些被认为会使焦虑、抑郁症状持续存在的核心因素，研究人员已开发出新的治疗方法 [（摩西（Moses）、巴罗（Barlow），2006 年；艾伦（Allen）、麦克休（McHugh）、巴罗，2008 年；泰勒（Taylor）、克拉克（Clark），2009 年；诺顿（Norton）、保罗斯（Paulus），2016 年）]。这些新方法称为"跨诊断治疗"（transdiagnostic treatment），因为不论你被诊断为焦虑症、抑郁症或二者兼有，它们都有效 [法尔基奥内（Farchione）等，2012 年；埃拉德（Ellard）等，2010 年]。有关焦虑症和抑郁症的单一疗法有以下几项优势：

● 很多患有焦虑症的人也有抑郁症。例如，焦虑症和重度抑郁症的并存率高达 60% [考夫曼（Kaufman）、查尼（Charney），2000 年]。适用于焦虑症和抑郁症二者的单一疗法可简化康复过程。无论你是焦虑还是抑郁，一套有限而有效的技巧会增加这种可能性——更多人将做出尝试并从单一疗法中获益。

● 很多人存在焦虑、抑郁症状，但这些症状并不完全符合专指焦虑症或抑郁症的全部诊断标准。针对被认为是导致过度焦虑、抑郁的核心因素的单一疗法可能会改善更多人的生活。这是因为，对于那些没有情绪障碍的人，通过学习如何管理自己时不时经历的过度情绪反应的技巧，仍然可以从中受益。

● 很多抑郁症患者都会经历一段强烈的焦虑期，而许多焦虑症患者也会存在一段严重的抑郁期 [雷吉尔（Regier），1998 年]。

教授常用技巧的单一疗法可帮助人们应对周期性的焦虑或抑郁发作，无论他们患有何种主要的情绪障碍。

◎ 如何使用本书

本书的第一部分提供了与情绪相关的信息，让你为改变自己做好准备。第二部分教授具体的技巧，以帮助你应对焦虑或抑郁。最好先读完本书的第一部分，然后再读第二部分。而且最好按照章节出现的先后顺序逐一阅读。本书中的所有技巧均以彼此为基础，你在某一章中学到的内容会为你学习下一章做好准备。随着一步步向前推进，你将会看到，身心康复尽在你的掌握之中。

本书的首要目标是发展、培养一种新的、更有效应对情绪的态度。这种应对情绪更健康的态度源自本书中的各种技巧，这些技巧均已经过完备的测试。不过就像任何技巧一样，只有当你加以应用、实践时，它们才会起作用。当你努力投入精力实践这些技巧，进而能够更好地容忍自己的情绪反应时，你就会发现，自己的情绪系统变得更加灵活了，这种灵活性会提升并打开你的生活。

本书内容中要求你完成的事情可以改变你的人生。如同所有改变人生的旅程那样，你会遭遇充满挑战的颠簸和弯路。因此，奠定你的基础很重要——支持和健康。

召集你的支持小组

有时候，请求他人给予帮助或支持会很困难。但是，向可信赖的朋友和家人寻求支持是一种强烈的公开声明，表明你已做好努力恢复的准备。获得别人的支持往往会令你有最佳机会来掌握本书中的诸多技巧。

在下面的横线上，请你列出可以成为自己支持团队优秀成员的朋友、家人或专业人士，包括他们的电话号码和电子邮件地址：

_____

_____

_____

_____

如果在你的团队中有一位治疗师，那将会很有益，尤其是在焦虑和抑郁已经给你带来了重大生活危机，比如失去了工作或重要关系时。若你屡屡想要自杀或伤害自己，请立即联系专门治疗抑郁症的治疗师。

请记住，抑郁症是一种可治疗的疾病，在心理健康专家和本书中技巧的指导下，你会得到恢复并感觉更好。假如在学习、实践了本书的技巧后，你依然苦苦挣扎于病痛，则可能需要与治疗师会面。

如果你已经在治疗师那里开始治疗了，请在下次去治疗时携带本书，与治疗师一起概览本书。你们可以讨论本书中你认为有助于自己从焦虑或抑郁中恢复过来的技巧，也可以在每次会面时探讨你学习、实践这些技巧的进展情况。若你碰到技巧方面的问题，请与治疗师一起找到解决方案，以使你重归生活正轨。

先去看医生

若你尚未将自己的焦虑、抑郁情况告诉自己的医生，请在开始阅读、使用本书之前告之。你的医生可能会希望对你进行一次彻底的检查，以排除与焦虑或抑郁症状相似或较其更严重的疾病。比如，如果你常常在早上感到疲倦，并且一整天都难以集中注意力，这些可能是抑郁症状——但也可能是由低血糖引起的。此外，处方药和非处方药也会引发类似焦虑或抑郁的症状，你吃的一些食物也会导致相同症状。例如，过量的咖啡因会使你感到焦虑，过量的酒精可能会令你情绪低落。

另外，你的医生也许会建议你去会见另一位医学专家，以做进一步评估。请遵循这些建议，直到你和你的医生确信你的症状归因于过度的焦虑或抑郁情绪，而非某种疾病。

请列出你的初级保健医生（primary care physician）和为你治疗的医学专家的姓名与联系方式。描述你当前正在接受治疗的疾病，以及你的医生为每种疾病开具的药物（如果有的话）：

若你正在服用药物

为了能更好地度过一整天，患有慢性焦虑、抑郁的人往往会服用药物。如果你已经在使用抗焦虑或抑郁的药物，那么可以在应用本书的同时继续服用。但是，对于某些药物，如苯二氮䓬类（benzodiazepines），每日服用会抑制你的情绪反应，使你无法充分受益于本书中的技巧，尤其在培养你的情绪耐受力的时候（见第8章）。

不过，除非你的医生提出建议，否则请不要在使用本书过程中增加或减少你的药物剂量。假如你的医生建议你尝试一种新药，则请推迟应用本书中的内容，直到你达到稳定的治疗剂量，然后再开始或重启使用本书的计划。在应用本书所讲的内容过程中，最好保持服用相同的药物，这样你就能从实践所学技巧中完全受益。此外，若你在使用本书过程中更换药物，则可能会弄不清楚什么东西在为你提供更多的帮助——是药物，还是你的艰苦努力。

使用完本书后，如果你想减少自己的药物剂量或完全停服，请先与你的医生谈一谈。你们可以一起制订计划，慢慢减少药量，同时医生会跟踪你的病情进展。

最后，在应用本书中的内容过程中，若你开始使用比日常更多的药物，尤其是你服用的抗焦虑药比平时还多，这可能表明你需要更多的支持。请提醒为你开药的医生，你正在使用更多的药物，并向在治疗焦虑或情绪障碍方面经验丰富的心理健康专家咨询。如果你已经在接受治疗，请要求你的治疗师借助本书中的技巧指导你。有了更多的支持，你将能够稳定用药并继续恢复。

长话短说

每个人都会偶尔感到焦虑或情绪低落，但是，当焦虑或抑郁症状令人过于痛苦，体现出破坏性和持续性时，你可能患上了情绪障碍。无论如何，不管你的症状是和缓的还是严重的，若你时常遭受焦虑或抑郁情绪之苦，本书可为你提供帮助。

本书的写作目的是教给你一些技巧，这些技巧针对那些被认为会让你面对生活挑战时持续产生过度情绪反应的因素。在开始使用本书中的相关内容时，请记住：

◆ 你的思维、行为、注意力的僵化是过度、持续焦虑和抑郁的核心特征。这种僵化导致你逃避自己的情绪体验，而这种逃避又维持了你对生活事件强烈而持久的情绪反应。

◆ 针对导致持续过度焦虑、抑郁的主要因素的单一疗法可简化你必须学习、记忆、实践的内容。

◆ 通过学习、实践各种技巧来改变你的思维、注意力和行为，从而增强你的情绪灵活性。提高情绪灵活性会减少你的情绪回避，使你过上充实而有意义的生活。

第 2 章

焦虑与抑郁

不时地，我们都会感到焦虑和悲伤。我们也会感受到其他令人不快的情绪，比如愤怒、愧疚和羞耻。这些都是正常的人类体验——就像感到满足、惊喜、幸福和爱一样正常。情绪是好东西，因为它们服务于特定的目的。情绪激励我们采取行动，不仅能帮助我们在世上存活，也助力我们茁壮成长。这些由情绪驱动的动机或行为是无意识的、有益的，当我们感觉到什么时，就会做什么。

焦虑告诉我们要为将来可能遇到的威胁或危险做好准备。而另一方面，恐惧则与眼前的威胁相关。当感到恐惧时，人们几乎不思考。这是无意识的，因为在面临真实而迫在眉睫的危险时，最好先行动，后思考。

悲伤是对我们无法纠正或处理的情况的自然情绪反应，比如，失去所爱之人或遭受个人或职业方面的挫折。这种不能控制或解决问题的无力感会带来绝望或极度颓丧的感觉。悲伤会引导我们松弛下来，从当前境况中抽离，以帮助我们处理损失或仔细思考失败原因并从中吸取教训。悲伤和抑郁还会让我们向他人发出信号，说明我们正需要他们的帮助和支持。

所以说，是的，情绪是好东西。情绪能够帮助你处理生活中遇到的沉重打击，并在你再次遇到相似状况时学会应对方法。情绪是有用的，因为它能让你适应自己的环境——当然，是在你的情绪系统处于灵活状态之时。

◎ 情绪如何变成情绪障碍

僵化的情绪系统是对情绪障碍的释义（前者是后者的原因）。但是，是什么将灵活的情绪系统变僵化的呢？要回答这个问题，了解这一点是有帮助的——起作用的情绪反应有两种：原初的和次生的。

原初情绪反应

当你不得不面对新的事件或情境时，原初情绪反应（primary emotional response）是你在情绪上的第一反应。例如，某天在电梯里，你按了向下的按钮，电梯轿厢门关闭，电梯开始移动。突然，电梯猛地下落了几秒后停了下来。你的身体紧绷，心跳加快，注意力集中在感知到的威胁上：电梯——它还在快速下降吗？你的原初情绪反应是恐惧。

几秒钟后，电梯又开始动起来。到达你所在楼层时，门开了，你走了出来。此时，你知道自己已经脱险，或者意识到自己刚才并未真正身处险境。你的原初情绪反应开始减弱，身心都放松下来。你打电话给大楼经理，他回复会派维修人员前来检查电梯。

你的原初情绪反应起效得相当完美——当你可能有危险时,它会跳出来帮助你;当你没有危险时,它会退散而去。

在抑郁状态下,你的原初情绪反应是遭受损失或挫折之后的悲伤。例如,假设你做销售工作,某天丢了一个大客户。在接下来的几天里,你反复思考哪些事情自己本可以做得不一样,也许你本可以更早地跟进客户,或者把报价再降低一点。当认识到自己有哪些本可以做但没做的事情时,你会觉得自己是个糟糕的销售人员,会因为自己让团队失望而感到歉疚;你在工作中很难集中精力,也没什么动力再去打推销电话;你会怀疑努力尝试的意义,并且一心想早点下班。

次生情绪反应

你的次生情绪反应(secondary emotional response)会在原初情绪反应之后产生。这种反应也很正常、自然。它由相同的部分组成〔思维(thoughts)、躯体感受(physical sensations)、注意力(attention)、行为(action)〕。不过,原初情绪反应会表现得急剧而尖锐,是对触发它的情境做出的直接反应,而次生情绪反应则会一直存在,挥之不去。次生情绪反应能让你为可能要面对的威胁重来或问题延续做好准备。然而,若它是灵活的,那么一旦威胁过去或问题得到解决,这种次生反应就会消失。

还记得那个电梯事件吗?一天结束后,你走出办公室去坐电梯,但在电梯门口犹豫不决。这是你的次生情绪反应在起作用。你仍然有点焦虑。你正考虑走楼梯时,电梯门开了,你看着同事走进去，一切看上去都很好——没有危险，没有威胁。你也步入电梯，并按了向下的按钮。这时你的身体开始感到紧张，手心有点出汗。你站在电梯轿厢的门旁边而不是里面，因为这会让你感觉更安全。门关上后，你会仔细聆听是否有任何异常声音。电梯继续下降，没有突然掉落，一切都很好。电梯停下来，门打开了，你走出来，头脑和身体很快恢复平静。

其后几天中，每次踏进电梯，你都会感到些许焦虑。不过日复一日，你的焦虑感会减轻。过一段时间你会发现，自己会像往常一样在电梯里做白日梦，不再思索电梯是否会再次坠落。这是你在行为中表现出的次生情绪反应——而且因为它是灵活的，所以会适应现实情况。你的思维、注意力、躯体感受和行为都回归正常，恢复到了合适的状态。这是你的次生情绪反应的最佳表现。

至于悲伤，其过程是一样的。记得那个失去大客户的事件吗？第二天，虽然不是百分百恢复，但你会感觉好多了。你依然想着自己如何让团队失望了，但会提醒自己，每个人都可能丢失销售机会。走进大楼时，你笑对同事，他们也回以微笑。你打了几个销售电话，一切又回到了正轨。到周末，你会感觉自己又成为失去客户前的那个自己。

陷入僵化的次生情绪反应

如你所见，次生情绪反应与原初情绪反应一样具有适应性——在大多数情况下，于大多数人而言。只有当其困于某种难以改变的模式时，这种次生反应才会成为麻烦。对于患有焦虑或抑郁障碍的人，他们的次生情绪反应处于僵化状态，至少对某些对象、活动或情境是这样的。他们的次生情绪反应往往持续存在，这使得他们会回避自己的情绪及触发情绪的事件和情境。这种持续的回避只会不断加剧他们的情绪僵化，令他们变得更加难以参与日常活动，难以朝着重要的人生目标努力并享受自己的生活。

例如，若是电梯事件发生之后，你开始有意避开那部电梯，进而避开所有电梯，因为你极度担心，下次乘坐电梯时，它或许会真的坠毁，那么，你有可能患上了某种情绪障碍（比如恐惧症）。这是一个僵化的次生情绪系统，不会恢复、振作。它卡在思考、回避过程中，仿佛危险即将来临。

同样，如果在工作中受挫之后，你继续沉溺于挫折，反复批评自己，并退出各种活动，因为你感到太过沮丧而无法参与其中，那么，你或许患上了某种情绪障碍（比如重度抑郁症）。你停止锻炼，不再与朋友共度时光，或者开始暴食暴饮，这也是一种僵化的次生情绪反应。在其他大多数人都已经恢复了很久之后，你依然陷于思考、逃避之中。

这些因生活事件而产生的诸多情绪反应会持续一段时间，有时长达数年，最终发展为焦虑症、抑郁症。从某种意义上来说，患有情绪障碍的人受困于僵化的情绪系统，而这种僵化的情绪系统的核心特征是：回避焦虑和抑郁情绪，同时回避与这些情绪相关联的情境。本书中的方法是建立一个灵活的情绪系统，使你能够从以下情绪障碍中恢复过来。

◎ 焦虑障碍 / 焦虑症

焦虑障碍 / 焦虑症不同于我们所有人都会感受到的日常焦虑，因为这种焦虑更加强烈，持续时间更长，会严重干扰日常生活和工作。在美国，虽然有大约 5% 的人患有以下焦虑障碍之一，但仍有 8%［布朗（Brown）、巴罗（Barlow），2009 年］的人的症状不完全符合这些诊断类别之一。你可能是这 8% 中的一员，本书对你也能有所帮助。此外，总的来说，即便你没有焦虑症，本书中的技巧也将有助于减轻你平时的焦虑和压力。

惊恐障碍 / 惊恐症

患有惊恐症的人会遭遇恐慌的侵袭，即感受到一阵强烈的畏惧、惊悸，这会带来令人痛苦的感觉，比如同时出现呼吸急促、心跳加速、恶心或胃部不适、窒息或吞咽困难、头晕目眩、大汗淋漓、不真实感。在惊恐症发作期间，人们可能会害怕自己即将死去、发疯或失去控制。人们常常会经历莫名突然出现的惊恐发作。尽管并未身在危险之中，他们也有强烈的逃离、摆脱某种处境的冲动。一旦人们开始遭受惊恐症发作，就会担心将来也会发作，并且可能因此而避开某些情境和活动。

马特奥是一位成功的律师，他比自己所在律所中的任何其他律师都要更努力，工作时间更长，他为此感到自豪。过去几个月，该律所丢掉了几个大客户，高级合伙人向马特奥及其他律师施压，要求他们增加计费工时。此外，上个月，马特奥和妻子有了第一个孩子，因为这个婴儿，俩人都睡不好觉。让马特奥压力更大的是，他妻子一再要求他减少工作时间，以便能够帮忙照顾他们的新生儿。

一天早晨，在去上班的路上，他在乘扶梯从地铁到街面上行的过程中，第一次发作了惊恐症。马特奥紧紧抓住扶手，因为他感觉到强烈的眩晕和气短，他很怕自己会昏倒。慌慌忙忙地跑完扶梯的最后几级。他尽力完成了整天的工作，但在接下来的几周里，他开始在其他情况下出现惊恐症发作，比如，步行上楼时、乘地铁时、在某些长距离的高速公路上行驶时。

起初，惊恐症的发作让人感觉好像是突然出现的，但随着时间的推移，马特奥开始担心，自己可能会在任何时候、任何情况下感到强烈的头晕。他依然乘坐地铁，但只去那些不需要坐自动扶梯的街面地铁站。他开始避开其他东西，比如楼梯、阳台和多层停车场。马特奥尝试做了几件事来"控制"他的惊恐，如呼吸法和药物治疗。但是，他仍然会回避那些会触发他躯体不良感受的情境，结果，他的世界变得越来越狭小。

若你觉得自己可能患有惊恐障碍，请在下面提供的空行处描述你认为这是真的的原因：

_____

_____

_____

_____

广泛性焦虑障碍 / 广泛性焦虑症

患有广泛性焦虑症的人会过度、无法控制地担忧日常事务，例如他们的健康、人际关系、金钱或全球事件。他们会担心一些小事情，比如能否准时到达目的地；也会担心一些更大的事情，比如能否完成工作项目。他们倾向于在大部分时间里都处于担忧的状态，这会造成持续的压力和躯体感受，如肌肉紧张、恶心和头痛。他们常常难以集中注意力或有睡眠障碍问题。他们发现，即使在努力做其他事情，自己也很难停止担忧。

妮娅称自己为"兼职保姆和全职担心者"。她和别人担心的事情一样，但她担心的程度更深、时间更长。因为感觉被自己的焦虑和担忧搞得不堪重负，所以她只做兼职工作。她的睡眠不好，一躺下就开始担心第二天需要做的事情。

她最大的担忧是亲密关系。即便她和男朋友关系很好，她男朋友也反复告诉她他爱她，她还是担心男朋友会随时和她分手。她经常烦躁易怒，为一些小事情和男朋友吵架。

妮娅患有慢性头痛和腹泻。她想找一份不同的工作，但每次考虑寻找时，她都会担心自己永远找不到——然后就推迟寻找计划。最令人烦恼的是，她在想停止担心的时候却无法停下来。她感到无能为力，因为她相信，自己无法延迟担忧，哪怕拖几分钟都不行。

若你觉得自己可能患有广泛性焦虑障碍，请描述你认为这是真的的原因：

_____

_____

_____

_____

_____

社交焦虑障碍 / 社交焦虑症

患有社交焦虑症即社交恐惧症（social phobia）的人会对他人的负面评价感到相当恐惧。他们在社交或表演、表现场合会特别焦虑，比如，遇到不太熟悉的人或在工作中做陈述、报告、演示时。当处于这些情境时，他们甚至可能出现惊恐症发作现象。他们往往会躲避社交及表演、表现场合，或在其中艰难度过，如果可以的话会立即离开。

罗萨里奥总是对在人前讲话感到焦虑。她强烈地担心人们会不喜欢她，或者会认为她无能，尤其在一群人面前。在与她尊重的或处于权威地位的人（比如她所在学校的校长）交谈时，她也会有这种感觉。在教年幼的孩子时，她很少感到焦虑。但是，当因预算削减迫使她去中学教书时，她开始害怕进入教室。

有一天，在给她的学生讲课时，罗萨里奥的脸和脖子开始变得非常红，她觉得没法继续讲下去了，就离开了教室。她开始担忧这种事会再次发生，所以，在感觉太焦虑时，她就开始请病假。她还开始避免穿着某些颜色的衣服，因为害怕这些颜色会让她的脸看起来很红。她还开始化浓妆，以掩饰脸红。

罗萨里奥错过了很多天的课，但还是尽力熬过了整个学年。暑假期间，她开始认为自己不适合当老师，尽管她热爱这份工作，并且认为教书一直是她唯一真正想做的事情。

若你觉得自己可能患有社交恐惧症，请描述你认为这是真的的原因：

_____

_____

_____

_____

_____

强迫性障碍 / 强迫症

虽然强迫症已不再归类为焦虑症［美国精神医学学会（American Psychiatric Association），2013 年］，但它仍然与焦虑症有一些共同特征，特别是情绪回避和僵化的思维、注意力及行为。

患有强迫症的人会有强迫意念（obsessions）。这些强迫意念指频繁出现的不必要或非理性的想法、画面或冲动。恐怖或具有攻击性的画面可能会突然出现在他们的大脑中，令其极为不安，引发强烈的焦虑或恐惧，他们试图用程式化的行为或思维来抑制或消除这些想法。比如，他们会频繁检查炉子是否关了或门是否锁了；会在心中一遍遍地祷告；也可能会反复洗手。

患有强迫症的人也会回避触发强迫意念或冲动的活动或情境。

他们会避免触碰物体，因为害怕接触到污垢或病菌；他们会避免开车；因为担心自己的车会撞到行人；他们会避免移动房间内的物品，因为不希望自己不得不来来回回搬动这些物品，直到自我感觉良好。

马利克是一名化学专业的研究生。任何时候，只要他觉得自己接触过可能带有细菌的东西，就开始反复洗手。洗手时，他会以一种具体而精细的方式进行，以确保自己不遗漏任何一个地方。他从左手小指开始，在手指内侧上下搓动，然后到下一个手指。这个过程通常需要45分钟。

而且他洗手时间越长，就越感觉焦虑。很多次，马利克停止洗手，仅仅是因为自己无法再忍受肩部疼痛，或者来自想用浴室的室友大声而愤怒的抗议。关于细菌的想法和生病的画面令他懊恼、沮丧，因为它们没有意义——他知道这些想法不理性——但他无法忽略它们或将它们从脑海中抹去。

若你觉得自己可能患有强迫性障碍，请描述你认为这是真的的原因：

_____

_____

_____

_____

_____

◎ 重度抑郁障碍 / 重度抑郁症

重度抑郁症不同于我们所有人在生活中遭受损失或挫折时都能感受到的悲伤。事实上，"抑郁"是一个临床术语，用于描述强烈而持久的悲伤和绝望情绪。即便如此，在美国，重度抑郁症仍然是最常见的心理疾病之一。10% 的成年人至少经历过一次重度抑郁发作［哈新（Hasin）等，2017 年］。

患有重度抑郁症（或大多数人称其为抑郁）的人，相比没有该病的人，会在更多的日子里感到非常沮丧或忧郁。他们不再对曾经感兴趣的事情有兴致，比如，观看体育赛事或与朋友一起出去玩。他们常常吃得太少或太多，入睡困难或睡得太久。他们难以集中注意力，经常反应迟钝或行动迟缓。他们很少有动力去做事情，可能会感到内疚或觉得自己毫无价值，或者认为生活毫无意义，未来毫无希望。他们可能会有伤害自己甚至自杀的念头。

亚尼内长达 15 年的婚姻在 8 个月前结束了，自那之后，她一直在苦苦挣扎。她要照顾 3 个孩子，同时在自己家人经营的餐馆兼职做收银员。没和孩子在一起或不工作的时候，她会待在床上，要么睡觉，要么狂吃垃圾食品。当朋友或家人打电话或顺道来拜访时，她不接电话也不开门。

亚尼内曾经很喜欢和朋友一起制作剪贴簿，但现在她不再想做这件事了。她每天费力地熬日子，感到筋疲力尽，却难以入睡。她常常被孩子惹恼，也无法专心工作。她因为自己不再享受做母亲而感到内疚，并为婚姻失败而责怪自己。她过去曾有过情绪低落或悲伤的时期，但从来没有像现在这样抑郁这么长时间。

若你觉得自己可能患有重度抑郁障碍（抑郁），请描述你认为这是真的的原因：

_____

_____

_____

_____

_____

◎ 情绪的基本信息

一些发病诱因会在过度焦虑和抑郁的进展过程中发挥作用，比如遗传和早期教育，而且某些生活事件也能使严重情绪疾病突然发作。虽然你在改变生命机理方面做不了很多，也不可能一再阻止令人受困的生活事件发生，但是，你可以改变自己的思维和行为方式以及关注的重点。每一种情绪体验（如焦虑和抑郁）都包含思维、躯体感受、注意力和行为。在本章其余内容中，我们将逐一查看这些组成部分，并了解它们如何相互作用，以影响并维持你的焦虑和抑郁情绪的存在（图 2-1）。

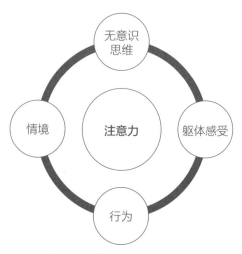

图 2-1　焦虑与抑郁的基础

想法与脑海中的画面

在感到悲伤或沮丧时，你往往会想到那些自己无法纠正或控制的事情，或者你认为毫无希望的情况（"尝试有何意义？我只会再次搞砸"），或者你在某些方面的不足（"我将一事无成"）。你可能会一直回忆已故爱人的影像，或你主管告诉你公司要解雇你时她脸上的表情。

感到焦虑时，你会思考未来可能出现的威胁或危险。你的处于焦虑状态的大脑会做如下假定推测："假如我考试挂科，被学院退学怎么办？""假如我说错话，她觉得我很怪异怎么办？"或是汽车残骸的画面，或是医生告诉你关于你健康的坏消息的画面会出现在脑海里。在第 6 章中，你将了解僵化思维对过度而持续的焦虑或抑郁所起的作用以及培养更加灵活的思维的技巧。

躯体感受

你的身体会在你感到焦虑或抑郁时做出生理反应。例如，在焦虑状态时，你可能会感到气短且心跳加快，或者手心出汗，或者觉得恶心、头晕。处于焦虑中的身体时刻准备让自己立即投入行动。实际上，这种状态意味着你的身体在转移资源，目的是增强你的效能，保护你免受危险。

在悲伤或抑郁时，你的身体会变得沉重而迟缓。你可能希望得到更多的睡眠、更多的食物或更多的安慰，以便处理相关事件和悲痛心情。你的身体不会紧张，也不会做好行动的准备，而是慢吞吞的，并且不准备采取什么行动。

注意力

注意力是你情绪反应的重要组成部分。你的注意力会跟随你的思维而转移。在焦虑或抑郁状态时，你的注意力会锁定在你所处的外部或内部环境的特征上。例如，若你独自在家，听到外面有声音，你的注意力会自动转向该声音，因为你试图确认发生了什么事情，是否存在危险。在参加聚会时，如果你正在因为伴侣离开了你而感到沮丧，你或许会关注那些看上去幸福而相爱的情侣。你也有可能聚焦于情绪体验的内在特征，比如躯体感受、脑海中的画面或行为。

在第5章，你将了解注意力对维持过度焦虑和抑郁的存在所起的作用，你也将学习一些技巧，比如运用正念培养更灵活的注意力。

行为

每一种情绪都会驱使你以特定的方式行动。大自然赋予你精确调整过的情绪指南针，以指引你在这个世界上生活。这些情绪驱动性行为包括身体行为和心理行为。若你恐高，那你可能会避免站在阳台上或爬梯子；如果你抑郁，那你或许会避开曾经令人愉快的活动。此外，你也许会试图回避内在体验，比如躯体感受，或者抑制特定的想法或脑海中的画面。反复回避或逃离焦虑、抑郁情绪会降低你对这些情绪的容忍度，使得你更想避开它们。

在第 7 章，你将了解僵化行为在加剧、维持焦虑和抑郁方面的作用，比如情绪回避及情绪驱动性行为，你也将学习培养更加灵活的行为的技巧。

◎ 了解情绪的基本信息

既然已经掌握了情绪的基本信息——思维、躯体感受、注意力、行为——你就可以将它们应用于自己的焦虑或抑郁情绪。请记住，在某些情况下，你可能会更注意自己的躯体感受，而不是自己的思维。或者，你也许更关注那些给自己的焦虑、抑郁情绪火上浇油的想法，而很少注意你用于回避或逃离这些情绪的心理或行为。再有，当你感到极度焦虑、抑郁时，可能很难确定有哪些想法加剧了这些情绪。但是，通过练习，你甚至可以瞬间识别情绪所有的基本部分。

在开始填写"情绪基本信息示意图"（图 2-2 和图 2-3）之

前，请查看马特奥和亚尼内的情绪的基本信息。马特奥患有惊恐症（焦虑症），亚尼内则遭受重度抑郁之苦。来看看他们是如何填写自己的情绪基本信息的。

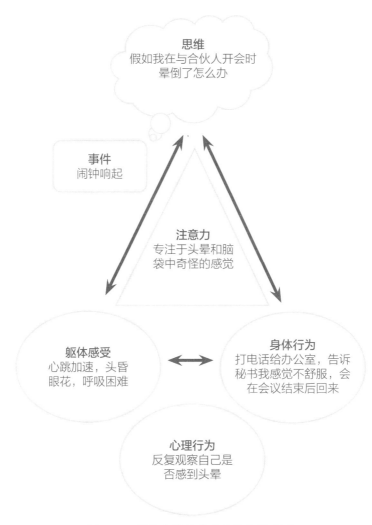

图 2-2　马特奥的情绪基本信息示意图

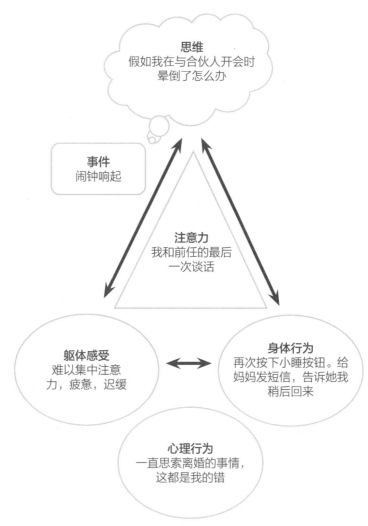

图 2-3 亚尼内的情绪基本信息示意图

现在，若你曾感到过强烈的焦虑或抑郁，并至少发作过 3 次，请在空白的"情绪基本信息示意图"（图 2-4）中完整填写相关信息。

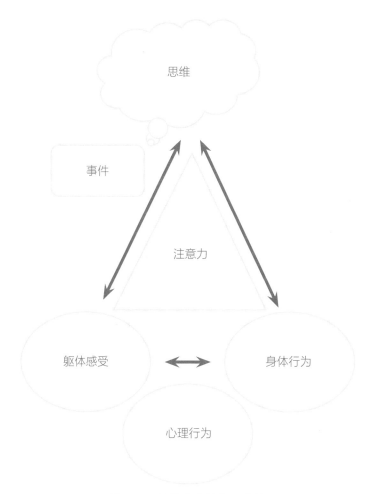

图 2-4 情绪基本信息示意图

确定每个特定事件、活动和一天中的时间，有助于你回忆发作期间自己所想、所做及关注的内容。假如你记不起来当时在想些什么，请闭上眼睛，想象自己回到了那个情景中。你做这个练习的次数越多，就越容易识别出自己焦虑和抑郁情绪的所有基本部分。

自测：抑郁、焦虑与压力

为了让你了解自己现在的表现，请完成以下简单的测试。它将帮助你评估自己当前的焦虑、抑郁和压力水平。在阅读本书到一半时，你可以再次来完成此测试，以检查自己的情绪调节进展。阅读到本书最后，你可以最后一次重测，看看自己在情绪调节之路上已经前进了多远。没有什么比看到你所学习、练习的东西有帮助更能推动成功的实现了。

抑郁、焦虑与压力测试

日期：

说明：阅读表 2-1 中的每条表述，并评估该表述在过去一周内对你的适用程度。这些结果仅用于教育目的。若你对自己的健康有任何担忧，请咨询有资质的专业人士。

评定量表：

0 分：完全不适用于我

1 分：在某种程度上适用于我，或在某些时候适用于我

2 分：在相当大的程度上适用于我，或在很大一部分时间里适用于我

3 分：非常适用于我，或在绝大部分时间里都适用于我

表 2-1 抑郁、焦虑与压力测试

序号	情绪基本信息	分数
1	我发现自己会被一些非常琐碎的小事情弄得心烦意乱	
2	我注意到自己口干舌燥	
3	我似乎完全体会不到任何积极的情绪	
4	在没有体力消耗的情况下，我感到呼吸困难（喘不过气来或呼吸非常急促）	
5	我似乎就是无法开始行动	
6	我往往对状况反应过度	
7	我有过颤抖、摇晃的感觉（如感觉膝盖发软）	
8	我发现自己很难放松	
9	我发现自己曾处于非常焦虑的状况，以至于当其结束时，我如释重负	
10	我觉得自己没有什么可期待的	
11	我发现自己相当容易心烦意乱	
12	我感觉自己正在耗费大量的神经能量（焦虑、紧张等引起体内肾上腺素分泌过多而表现出的行为）	
13	我感到悲伤而沮丧	
14	我发现不管自己被什么事情耽搁时（如排队或遇到红灯）都会变得不耐烦	
15	我有过近乎昏厥的感觉	
16	我觉得自己对几乎所有的事情都失去了兴趣	
17	我感到自己作为一个人没什么价值	

续表

序号	情绪基本信息	分数
18	我感觉自己相当易怒	
19	在没有高温或体力消耗的情况下，我出汗很明显	
20	我毫无理由地感到害怕	
21	我觉得人生不值得过	
22	我发现自己很难放松下来	
23	我吞咽困难	
24	我似乎无法从自己所做的事情中获得任何乐趣	
25	在没有体力消耗的情况下，我觉察到了自己的心脏活动（如感觉到心率增快，注意到心脏漏跳一拍）	
26	我感到意兴阑珊、忧郁沮丧	
27	我非常急躁	
28	我觉得自己处于惊恐的边缘	
29.	我发现有什么事情让我心烦意乱之后很难平静下来	
30	我担心自己会被一些琐碎而不熟悉的任务"抛下"	
31	我对任何事情都无法充满热情	
32	我发现自己很难容忍别人打断我正在做的事情	
33	我处于神经紧张状态	
34	我觉得自己一文不值	
35	我对任何阻碍我继续做手头事情的事情都无法容忍	
36	我感到极度惊恐	
37	我看未来毫无希望	

续表

序号	情绪基本信息	分数
38	我觉得生活毫无意义	
39	我发现自己变得焦躁不安	
40	我担心出现这种情况——自己可能会惊慌失措、闹出笑话	
41	我出现过震颤的情况（如手抖）	
42	我发现很难激发自己做事的积极主动性	

说明：请在表2-2中填入你对每个问题（Q）的评分。将每行的两个评分相加，然后将该值填入本行的无阴影框中。例如，若Q1的评分为1，Q22的评分为2，则将1与2相加，然后将值3填入对应"压力分数"的无阴影框中。最后将每列的分数相加，得出你的抑郁、焦虑和压力总分。

表2-2 抑郁、焦虑与压力测试结果

问题（Q）	分数	问题（Q）	分数	抑郁分数	焦虑分数	压力分数
1		22.				
2		23.				
3		24.				
4		25.				
5		26.				
6		27.				
7		28.				

续表

问题 （Q）	分数	问题 （Q）	分数	抑郁 分数	焦虑 分数	压力 分数
8		29.				
9		30.				
10		31.				
11		32.				
12		33.				
13		34.				
14		35.				
15		36.				
16		37.				
17		38.				
18		39.				
19		40.				
20		41.				
21		42.				
				抑郁 总分：	焦虑 总分：	压力 总分：

	正常	轻微	中等	严重	非常严重
抑郁	0 ~ 9	10 ~ 13	14 ~ 20	21 ~ 27	≥ 28
焦虑	0 ~ 7	8 ~ 9	10 ~ 14	15 ~ 19	≥ 20
压力	0 ~ 14	15 ~ 18	19 ~ 25	26 ~ 33	≥ 34

请记住，尽管每一种情绪都是由思维、躯体感受、你关注的特定事务以及你采取或不采取的特定行为组成，但你思考、关注、行动的僵化方式才是令你遭受折磨的根源。在本书中，你将学到培养情绪灵活性的技巧，从而减轻痛苦。

长话短说

本书中的技巧将帮助你从焦虑和抑郁障碍中恢复过来，若你遇到应激性生活事件，感觉自己比平时更加焦虑或情绪低落，那么在这段应对时期，这些技巧也有助于你重新振作。当你借助本书而取得进展时，请记住：

◆ 人有情绪（如焦虑和抑郁）是正常而有益的，部分原因是，它们是对生活起伏的灵活反应。只有当这些情绪反应失去灵活性时，它们才会成为情绪障碍。

◆ 不管你是患有一种或几种焦虑症，还是既焦虑又抑郁，本书中的方法都能帮助你获得更好的感觉，让日常生活运转得更好。

◆ 情绪由想法与脑海中的画面、躯体感受、注意力以及身体行为与心理行为组成。正是这些情绪组成部分的僵化促成了过度焦虑和抑郁情绪的产生。

第 3 章

记录情绪的 ABC

在你学会阅读之前，你已经学会了"ABC"等字母。这和学习如何管理你的焦虑和抑郁是一样的：在学会解读你的情绪之前，你必须首先了解有关每一种焦虑或抑郁发作的"ABC"（基础内容）。别担心，这张字母表简单易学，只包含3个字母：A、B、C。

每一种情绪（包括焦虑和抑郁）都从这个简短的字母表中穿行而过，从前因（触发情绪的事件或情境）开始；到用于描述你对情绪做出的反应的基本信息，包括想法、脑海中的画面、躯体感受、身体行为、心理行为，再到你针对感受到的情绪的反应方式所带来的后果。

另外，仅对你的 ABC 有所了解是不够的——你还要学习如何描述它们。在本章及下文的所有章节中，你将需要做大量的书面练习来记录自己情绪的 ABC。

◎ 记录情绪的益处

记录你的情绪有诸多益处。

第一，在记录焦虑或抑郁情绪发作情况时，你练习了如何走出这些情绪——哪怕只是片刻之间——去观察它们，而不是对它们做出反应。从这个新的角度，你可以了解到自己焦虑或抑郁情绪发作的时间、地点和原因，这能够降低它们的强度。

此外，在记录自己的焦虑或抑郁情绪时，你还会了解到加剧和维持它们的各种因素，这有助于你感觉自己能更好地控制它们。事实上，很多人注意到，仅是记录焦虑和抑郁情绪的行为本身就可以帮助他们感觉更好。在第5章，你将学习其他一些有关对情绪体验进行观察而非做出反应的技巧。

第二，当记录自己的焦虑或抑郁情绪时，你会发现这些情绪并非从天而降——即便有时候会这样。实际上，在观察、记录这些情绪时，你会发现自己完全可以预测到它们。一旦你明白它们是可预测的，就能更好地做好准备，及早发现它们。当这些情绪发作刚冒头的时候就抓住它们，有助于你先情绪一步而动——赶在情绪加剧及你下意识地设法回避或控制它们之前。

第三，当你成为关于自己焦虑和抑郁情绪这方面的专家时，你会发现，对这些情绪的强度、持续时间和振动频率的解释并不总是准确的。譬如，你可能认为上周非常糟糕，但实际上你记下的情绪日志显示，有那么几天你的感觉相当不错。这一发现可帮助你减少绝望或不堪重负的感觉。学会记录自己的情绪反应后，你就能更加准确地了解当下发生的事情。而且，这种新视角很有可能有助于你的精力更加集中，并能更好地管理自己的焦虑和抑郁情绪。

第四，观察并记录自己的焦虑或抑郁情绪，你就能够识别出自己用来回避或逃离这些情绪的情绪驱动性行为，比如反复检查邮件是否有错，或者从配偶那里寻求安慰——自己感觉到的疼痛只是头痛，而非脑瘤引起。你还能了解到，回避自己的焦虑和抑郁情绪是有代价和后果的。识别情绪驱动性行为的后果会激励你坚持自己的目标——培养情绪的灵活性。更强的情绪灵活性是减少焦虑和抑郁的关键——你就有更多的自由去做对自己重要的事情。

◎ 焦虑与抑郁的 ABC

你的情绪并非凭空而来，虽然有时候似乎感觉是这样。你的焦虑或抑郁情绪是由某些事件或情境触发的，这些事件或情境会使你以特定的方式做出反应和行动，而这些行动会让你付出代价。你越清楚自己的焦虑和抑郁情绪从何而来及其对自己的影响，就越能学会以合理且更灵活的方式思考和行动。让我们来看看 ABC 的每一项内容。

A 代表 antecedents（前因）

前因是触发想法或脑海中的画面的事件，这些想法或画面是你的焦虑或抑郁情绪的组成部分。这些事件可以是具体对象（比如若你怕狗，你脑海中的可以是吠叫的狗）、情境（比如你担心考试通不过）或活动（比如爬楼梯），甚至是某些思维活动，譬如，回忆过去的事件也可能是引发让你感到焦虑或沮丧的想法的前因。

有时候，躯体感受会触发影响你的焦虑和抑郁情绪的想法或脑海中的画面。例如，头痛发作的人也许会想："假如我得了脑瘤要怎么办？"开车时感到焦虑、头晕的人可能会想："假如我昏过去，车失控了怎么办？"

B 代表 basics（基本信息）

在第二章，你已经学习了针对前因的情绪反应的基本信息。简要回顾一下，它们包括：

- 想法与脑海中的画面：这些是加剧你的焦虑和抑郁情绪的想法和影像，是你焦虑时所做的假定推测以及抑郁时疑惑的"意义何在"。

- 注意力：注意力是你情绪反应的重要组成部分。你所关注及忽视的东西会加剧并维持你的焦虑和抑郁情绪。

- 躯体感受：你的身体对焦虑和抑郁的反应有所不同。焦虑的身体僵直、紧绷，抑郁的身体迟缓、沉重。

- 身体行为与心理行为：身体行为是你试图控制或抑制自己的焦虑或抑郁情绪而做的努力，包括回避触发它们的情境。心理行为与身体行为具有相同的目标：控制或抑制你的情绪体验。

C 代表 Consequences（后果）

后果是你逃离或回避自己的情绪体验之后发生的事情。虽然回避焦虑或抑郁情绪可以让你快速获得短期的释然，但一再无意识地这样做则会令你陷入长期的痛苦之中。

每个人及每次焦虑或抑郁的特定发作所带来的后果各有不同。后果可能是短期的，比如，你错过外甥女 / 侄女的钢琴独奏会后感到内疚；后果也可能是长期的，比如，你因为经常请病假而丢掉工作，或者因为你太过焦虑或情绪低落而无法与朋友一起出去玩，从而失去了他们。

这些长期后果不仅会日复一日地影响你的生活，而且会持续改变你生活的每一天，使你的日子越过越艰难，生活圈子越来越狭窄。若形成了回避自己焦虑、抑郁情绪的长期模式，则你的生活就很有可能充满了长期后果。

让我们来看看长期后果的四种类型。

情绪后果

陷入情绪驱动性行为模式的人会做一些事情来逃避自己的焦虑和抑郁情绪，为此，他们常常感到悲伤、内疚、懊恼或羞愧。比如，你上班迟到是因为自己必须反复检查家中所有门窗是否都锁好了，你就会对自己感到懊丧，认为自己是个失败者。

你或许会为自己不能做朋友能做的事情而感到尴尬，因为你觉得自己太过焦虑或抑郁，无法与他们一起出去玩。你也许会为自己的一些想法和行为而感到羞愧，但又感觉无力阻止它们。你可能会感到内疚，因为你认为自己是由于担忧或情绪低落过头而无法参与重要活动。这些情绪后果一开始很轻，但年复一年，它们会发展得越来越严重，直到你不太喜欢自己或自己的生活。

亲密关系与家庭后果

情绪驱动性行为会破坏曾经充满爱和关怀的亲密关系。起初，对于你躲避社交场合或活动的倾向，你的朋友和家人可能会保持耐心。他们也许会说："哦，好吧，玛茜就是这样的。"但假以时日，他们会变得对你的缺席和借口不再那么耐心和宽容。一段时间后，你的朋友或许会降低约你的频率，要么是因为他们知道你会拒绝，要么是因为他们对你一直不愿尝试那些触发你焦虑或抑郁情绪的事情而感到生气。

你的伴侣也许会因为你的过度依赖而感觉有负担，或者当你觉得焦虑或不快乐时，他／她可能会厌烦为你找借口。你的孩子或许会因为你不参加他们的球赛或学校表演而感到失望。那些在意你的人可能已经认命了，接受了自己的处境——生活中只拥有一半双亲、一半配偶或一半朋友（彼此关系不是很紧密）。即使他们不告诉你他们为此生气或失望，你也能感觉到，这会让你感到更加焦虑、沮丧，对自己深感失望。

工作与职业后果

情绪驱动性行为会给你的工作和职业生涯带来长期后果。如果你因为太过焦虑而不够自信，可能就会发现，即便自己和同事一样有能力且勤勉，你也不如他们进步得快。你的老板也许会因为你经常上班迟到而不考虑给你升职。你或许会因无法维护自己的主张或无法准备好接受新的工作机会而感到过于焦虑或情绪低落。

健康后果

情绪驱动性行为也会给你的健康带来长期后果。你也许会不按时吃饭或只吃快餐，因为你担心自己会错过最后期限。你可能会在情绪消沉时狂吃冰激凌和饼干，而现在由于体重增加，你的后背和腿都开始痛起来了。你或许已经开始在夜间靠喝一两杯酒来放松自己，但是酒精恶化了你的睡眠，加剧了你的焦虑和抑郁——而且，你似乎无法把饮酒量减下来。

也许情绪驱动性行为的最大后果，是它们会阻止你学习一些可以帮助你在未来不那么感到焦虑或抑郁的东西：若是学会了这些东西，你就能在不采取情绪驱动性行为的情况下容忍这些情绪。

◎ 安迪与艾比之情绪 ABC

安迪与艾比分别受苦于焦虑和抑郁。二人均因自己的强烈情绪体验而痛苦不堪，也都不明白自己为什么会有这种感觉。让我们来了解一下他们的情况，然后看看他们每个人是如何填写自己的《情绪 ABC 工作表》的。

闹钟响了，安迪想："假如我找不到另一份工作该怎么办？"他知道自己没法接着睡了。他太紧张了，大脑飞速运转。掀开被子，安迪站起来，来来回回晃着脑袋，试图让自己停止担心。

他走去厨房。虽然有恶心的感觉，但还是强迫自己吃了一片吐司，喝了一杯茶。他一边吃一边想着两个月前和老板的会面。就是在那个时候，他的老板告诉他，他和公司的其他几个人都被解雇了。安迪的老板让他放心，这与他的业绩无关，并会很乐意为他写一封推荐信，让他找到新工作。

自那以后，安迪一直在不停地担心，但并没有做太多的事情来寻找另一份工作。他不断修改自己的简历，可并没有将其发出去。他在考虑约几个前同事共进午餐，建立人脉，但一直回避联系他们。他现在失业了，担心他们会怎么看他。安迪对自己失望、懊恼，因为他清楚自己该做什么，但只是一味地逃避。他不断告诉自己该找一份新工作，但已经失去了勇气。

表 3–1 是安迪的《情绪 ABC 工作表》。

表 3–1　安迪的《情绪 ABC 工作表》

前因	情绪的基本信息				后果
	想法	注意力	躯体感受	行为	
闹钟响起	假如我找不到另一份工作该怎么办？假如因为我丢了工作，人们认为我是个失败者该怎么办	我与老板会面的记忆；这些年我在工作中所犯的错误	紧张；思绪万千；恶心；很难安静地坐着	回避投递简历事宜或与人建立社交关系网	没工作；因为没在找工作而更加担心工作无着落

闹钟响了，艾比想："有什么意义呢？我再也找不到另一份工作了。"尽管已经筋疲力尽，但她知道自己没法接着睡了。慢慢地，她推开被子，双手抱头坐在床沿上。

艾比强迫自己站起来，慢慢走向厨房。过去她很享受吃早餐，她会一边啜着茶，一边观察喂鸟器旁的鸟儿，但现在她甚至连茶都不泡了。过去她也喜欢社交，可现在她已经好几个星期没和朋友出去玩了。他们打来电话时她不接，然后又因为自己不理睬他们而感到内疚。

艾比勉强吃了一片面包。她没力气先把它烤一烤。嚼面包的时候，她上司的脸在她的脑海中闪现，她回想了一遍他告诉她关于裁员时的情境。她的上司让她不要有疑虑——她是一名出色的员工，他会很乐意为她写推荐信。但艾比完全被这件事击垮了，甚至连自己的简历都看不下去，更不用说重回职场了。她想："我怎么能那么愚蠢而走到这种地步了呢？"她反复思索自己在职业生涯中所做的每一个决定，然后告诉自己，自己是个失败者，老板那么跟自己说只是出于好心。她坚信，没人会再雇用她了。

表 3-2 是艾比的《情绪 ABC 工作表》。

表 3-2　艾比的《情绪 ABC 工作表》

前因	情绪的基本信息				后果
	想法	注意力	躯体感受	行为	
闹钟响起	有什么意义？我再也找不到另一份工作了，因为我愚蠢，是个失败者；这些年来我在工作中没有完成的事情	我与老板会面的记忆	迟钝、呆滞；注意力难以集中；没有食欲；没有欢欣的感觉	回避做与简历相关的事情或与人建立关系网络	没工作；可能会失去朋友；因为不回朋友的电话而感到内疚

可以从他们的工作表中看出来，安迪和艾比的情绪 ABC 在某些方面相似，在某些方面有所不同。

就他们焦虑和抑郁发作的前因而言，虽然安迪和艾比遭受折磨的情绪不同，但他们情绪反应的触发点是一样的：闹钟响了。

在基本信息方面，安迪和艾比都在脑海中出现了描述他们焦虑、抑郁的想法和心理表象。他们关注各自处境中证实自己应该有焦虑和抑郁情绪的方面，而忽略相反的方面。另外，他们做出这些努力是为了减少自己感受到的焦虑和抑郁，实际上却引发了更多的焦虑、抑郁情绪。

例如，安迪回避做与简历有关的事情，因为他担心自己可能找不到另一份工作。艾比也回避了同样的任务，因为她意志消沉，认为尝试找新工作没意义，原因是，由于她愚蠢，是个失败者，没人会雇用她。不管安迪和艾比的理由是什么，他们的情绪都在驱使他们做出无益的行为。

在谈到他们的情绪驱动性行为的后果时，安迪推迟处理简历相关事宜或与同事建立人脉的时间越长，他找工作的时间就越长；而艾比回避与朋友联系的时间越久，就越有可能失去他们。

◎ 罗萨里奥、马特奥及亚尼内之情绪 ABC

在开始记录自己的情绪 ABC 之前，多了解几个例子来熟悉一下相关步骤会有帮助。让我们来看看罗萨里奥、马特奥及亚尼内（回顾第 1 章中他们的故事）是如何完成他们的工作表的。

还记得罗萨里奥吗？她是一位患有社交焦虑症的老师，会因为要在课堂上讲话而焦虑，尤其感觉自己脸红起来的时候。

罗萨里奥是学校家庭教师协会（PTA, Parent-Teacher Association）的教师代表，她和委员会的其他成员在学校的会议室里与家长们正在谈话，突然开始忧心自己会脸红起来，她感觉自己的脸和头颈温热，一直无法摆脱自己正满脸通红的想法，觉得校长和家长们都在好奇她怎么了。罗萨里奥开始感到恶心、心跳加速，环顾房间时，她确信每个人都认为她很怪异。

她设法熬过会议，但还是提前离开了，而且第二天还请了病假。接下来的几天里，她整天都在生自己的气。罗萨里奥确信自己出丑了，并告诉校长，她不想再担任学校PTA委员会的教师代表了。此外，她还对校长说，自己正在考虑这学年过去后就不再教书了。

表3-3是罗萨里奥的《情绪ABC工作表》。

表3-3　罗萨里奥的《情绪ABC工作表》

日期：5月24日					
前因	情绪的基本信息				后果
	想法	注意力	躯体感受	行为	
参加PTA委员会会议	假如在校长面前脸红起来怎么办？他会认为我很怪异	脸和头颈部位温热的感觉	脸和头颈感觉温热；恶心；心跳加快	提早离开会议；第二天请病假	因为离开会议而生自己的气；错过职业机会；告诉校长自己可能会放弃教学，这让他很失望

接下来让我们看看马特奥的工作表。还记得马特奥吗？他是患有惊恐症的律师，在感到头晕头昏时，他会非常害怕。

马特奥正在参加美国律师协会（American Bar Association）地方分会的社交活动。他在酒店会议室里与自己律师事务所的高级合伙人及其他律师聊天。在环顾房间时，他开始感到强烈的眩晕。退后几步，他靠在一张桌子上，坚信自己随时都可能会昏倒。他的心脏在猛烈地跳动，同时大汗淋漓，并感到呼吸困难。马特奥告诉大家他要去洗手间，然后迅速离开。

他打电话让妻子来接自己。那天整个晚上，马特奥都在忧虑其他同事对他仓促离开的看法。他为自己辜负了律所而感到内疚，深信自己在律所的日子屈指可数了，然后请了 3 天病假。他拒绝回复高级合伙人的来电，而后者只是想问问他感觉如何。

表 3-4 是马特奥的《情绪 ABC 工作表》。

表 3-4　马特奥的《情绪 ABC 工作表》

日期：3 月 13 日					
前因	情绪的基本信息				后果
	想法	注意力	躯体感受	行为	
与高级合伙人一起参加活动	假如我感到头晕及恐慌该怎么办	头晕目眩的感觉	强烈的眩晕，心跳加速，大汗淋漓	靠在桌上；退出活动；不回复高级合伙人的来电	整晚担心我的职业生涯要结束了；辜负了律所，很内疚；缺勤的日子越来越多，越发忧愁

最后，让我们看看亚尼内的《情绪 ABC 工作表》（表3-5）。亚尼内离婚后抑郁，到目前为止，她已经好几周没有出门社交了。

亚尼内正在参加自己最小孩子的朋友的生日派对。她站在零食桌旁，停不下来地吃着薯片和其他垃圾食品。她将自己与其他父母相比，并为自己没有和他们聊天而感到歉疚。她低着头向下看，以免与他们对视。她猜想他们的生活比自己的幸福，一想到会获悉他们的生活状况，她就感到难以忍受。亚尼内觉得自己是个糟糕的母亲，她丈夫离开她是对的，她开始感觉越来越抑郁。

当女主人走过来打招呼时，亚尼内告诉她自己不舒服，必须离开。女主人很和善，鼓励她留下女儿，说派对结束后她会送女儿回家。亚尼内同意了，但在走向自己的车子时，她暗自想到，自己是个糟糕的母亲，只关心自己。回家后，她爬上床并大吃垃圾食品，同时等待另一位母亲送她女儿回家。

表3-5　亚尼内的《情绪 ABC 工作表》

日期：7月7日					
前因	情绪的基本信息				后果
	想法	注意力	躯体感受	行为	
与孩子和其他父母一起参加生日派对	我是个糟糕的母亲；我丈夫离开我是对的；我是个彻头彻尾的失败者	观察其他父母，明白我和他们不一样	精疲力竭；迟钝呆滞；无法集中注意力	狂吃垃圾食品；独自站着，不看向其他父母	因为不和自己的孩子玩耍而感内疚；在家更抑郁

罗萨里奥、马特奥及亚尼内的情绪 ABC 很有趣，原因是，他们都有相同的前因——参加社交活动，但他们情绪的基本信息各有不同。在罗萨里奥的例子中，前因的重要部分是她觉得别人能够看到她脸红着，并因此觉得她怪异，这使得她特别注意"脸红"这个躯体感受。在马特奥的例子中，前因的重要部分是站立会引起头晕的感觉，而他害怕这会导致自己昏倒或激起又一次的惊恐发作，这使得他聚焦于自己的眩晕感觉。至于亚尼内，前因的重要部分是其他父母都正忙于彼此及与孩子间的互动，这使得她将自己与他们进行比较，并专注于他们的互动。看着这些，她确信自己是个糟糕的母亲、一个失败者，她丈夫与她离婚是她的错。

◎ 记录你自己的情绪 ABC

现在你已经知道了焦虑和抑郁 ABC 的含义，是时候记录自己的情绪 ABC 了。记录自己的情绪 ABC 是一项技能，对你从过度的焦虑和抑郁中恢复过来至关重要。但是，一开始可能会有困难，因为要记录情绪 ABC，你就必须观察它们。

你很可能不习惯以这种方式观察自己的情绪反应——或者根本不习惯观察它们。当你观察、记录自己的情绪，而不是回避它们时，你也许会注意到，自己感觉更加焦虑或沮丧了。这没关系，假以时日，观察和记录会变得更加容易，原因之一是，你正在培养自己情绪的耐受力，而不是反复回避它们。

一开始，请选择一个你记忆犹新的情境。这是前因。请记住，前因既可以是最近的情境，也可以是过去的，甚至可以是先前焦虑发作的后果。例如，若你整晚都在担心前一天的后果，醒来时疲惫不堪、心绪不佳，那么这个"疲劳"的结果也许会是你下一次焦虑发作的前因：因为感觉疲惫而担心自己在工作中表现得不好，或者你可能记得自己是如何退出会议的，因为感觉太沮丧了，那么现在，前因就不仅包括今天的会议，还涉及你关于一周前如何退出会议的记忆。不管前因如何，重要的是，它会触发你特定的情绪基本信息，并给你带来特定的后果。

请在下面提供的空行处描述你在其中感到焦虑或抑郁的情境的各种细节。请尽可能地写得具体些。你对事件描述得越具体，就越能识别出该事件触发的情绪的基本信息（想法、躯体感受、注意力、行为）。

_____

_____

_____

_____

请描述在开始感到焦虑或抑郁之前闪过你脑海的想法和画面。

_____

_____

_____

_____

在掌握了窍门之前，这可能比较困难，如果你无法捕捉到这

些想法，请闭上眼睛，试着回忆当时的情境及自己的感受，然后
识别出你在想象该情境时出现的想法和画面。

请描述你在感到焦虑或抑郁之前和期间自己的躯体感受。尽
量写得具体些。请记住，身体是你情绪反应的组成部分。若你焦
虑，则可能注意到自己感觉心神不宁、僵硬紧张；若你抑郁，则
可能留意到自己的身体感觉沉重而迟缓。

_____

_____

_____

请描述你的注意力聚焦于何处。请记住，在感到焦虑或抑郁
时，你的注意力或许会集中在躯体感受、事件或情境的某些特征、
特定的想法或画面甚至强烈欲望或冲动上。尽可能写得具体。

_____

_____

_____

请描述你的情绪驱动性行为。同样，这些是你用于回避自己
的焦虑和抑郁情绪以及控制或逃离它们的身体、心理行为。你
是否为了避免自己说出一些尴尬的话而缩短了参会时间，还是
为了避开而根本没有参加会议？你是否曾努力让自己安心或花
费大量时间来分析、再分析某个事件，以减轻自己的焦虑或沮
丧情绪？

现在，请填写表 3-6 的《情绪 ABC 工作表》，描述针对这次焦虑或抑郁发作的情绪 ABC。

表 3-6　情绪 ABC 工作表

日期：					
前因	情绪的基本信息				后果
	想法	注意力	躯体感受	行为	

就是这样，搞定！现在你知道了如何用《情绪 ABC 工作表》来记录自己的情绪反应。在接下来一周左右的时间里，请使用空白的《情绪 ABC 工作表》记录一两个让你感到焦虑或抑郁的情境，任何焦虑或抑郁反应都可以，并不一定需要那些使你感到极其焦虑或极其抑郁的情境。实际上，不论令你感到焦虑或抑郁的程度是低还是高，你从这些情境中学到的东西往往都一样多。

此外，相比那些情绪高涨到汹涌澎湃的情境，让你稍稍感到抑郁或沮丧的情况更容易频繁发生，所以，你可能会遇到更多的情境，得到更多的练习机会来分解自己的情绪反应。

长话短说

在记录你的焦虑和抑郁情绪 ABC 时，请记住：

◆ 观察和记录你的焦虑或抑郁情绪可以提供某种看待自己情绪反应的视角，这有助于你减轻焦虑或沮丧。

◆ 在记录自己情绪 ABC 时，你会发现自己常常就同样的事情翻来覆去地思索考虑，采取行动，聚焦关注。这种僵化导致你会躲避这些事情，而这又加剧了你情绪的僵化。

◆ 你用于回避或控制自己焦虑或抑郁情绪的特定情绪驱动性行为会让你的情绪回避持续存在。此外，你以这种方式回避自己情绪的倾向会带来短期和长期后果。

第 4 章

激发动力与树立目标

对于明明知道有助于让自己感觉更好的事情，遭受过度焦虑和抑郁折磨的人却往往做起来有困难。要改变自己是很难的，尤其是当你焦虑或抑郁的时候。事实上，情绪僵化会维持你的焦虑、抑郁情绪，这是你在生活中难以向前迈进（包括康复过程中的进展）的主要原因之一。

从本章你将了解到，在你从焦虑或抑郁中恢复的过程中，动力是如何成为必不可少的重要组成部分的。以下你将了解情绪僵化对动力产生的影响。

◎ 恐惧、焦虑与动力

恐惧和焦虑已经阻碍了你的生活。假如你放任不管，那么它们也会在你的康复进程中拖后腿。例如，因为焦虑，你可能会担心，如果事情有改变，你将会感觉更糟：你会出现更多次的惊恐发作，会比现在更发愁，会在聚会上感觉到更多的焦虑。

在表 4-1 中，你会看到，当焦虑抑制了人们改变的动力时，他们通常是怎么想的；你还会看到，在感到平静和自信时（这会增强他们改变的动力），他们有何不同的想法。

请你在表 4-1 中第一列的空白处写下自己对于改变的典型焦虑想法，然后在第二列的空白处写下另外的想法，这些想法或许能帮助你减少对改变的焦虑，从而使你更愿意尝试。

表 4-1　恐惧焦虑时的想法 VS 平静自信时的想法

恐惧焦虑时的想法	平静自信时的想法
在开始面对自己的恐惧时，假如我的焦虑感更多而不是更少了要怎么办	短期内我很可能会感到更焦虑一点，但我曾经面对过其他让我害怕的事情，随着时间的推移，我总会感觉更好的。除了直面，没有什么办法能克服恐惧。在内心深处，我是知道这一点的
假如因为我稍稍放下了自己的防备却开始发生更多糟糕的事情该怎么办	如果这是真的，那么没有我那么焦虑的人会遇到更多糟糕的事情。我知道这不是真的。糟糕的事情会发生在每一个人身上，无论他们是否一直保持警惕
假如我努力了却没有好转怎么办	如果我努力去做，真正地努力，我会好起来的。所有研究表明，一般而言，正视恐惧会使你不那么害怕。要是不去尝试一下，我怎么知道行不行呢？以前我完成过困难的事情，这次也能做到

续表

恐惧焦虑时的想法	平静自信时的想法

◎ 无望、抑郁与动力

当你抑郁时，一切都会变得更加困难。未来似乎黯淡而艰难，你或许会开始相信自己的未来毫无希望。在变得抑郁之前，你可能喜欢去工作；现在，你会感觉早上几乎起不来床，哪怕是对最小的事情，你也可能会怀疑自己是否有能力去做。过去，你也许喜爱艺术和手工艺，或者与朋友共度时光；现在，也许你会想："这有什么意义？"或者你可能会纳闷："为什么当初会有人想要成为你的朋友"？

抑郁时你可能会觉得，自己一分钟也熬不过去了，更不要说一辈子。无望和沮丧让你很难看到这些情绪以外的东西，也无法保持希望，但随着时间的推移和不断的练习，你能够并且将会感觉更好。不过，从抑郁中恢复的第一步是要提醒自己，这些想法和感觉是叫作"抑郁"这个麻烦的组成部分。在不抑郁的时候，它可以帮助你聚焦于自己过去的状况。因为确实有过这样的时刻，即便回忆起来有困难。

在表 4-2 中，你会看到人们在无望和抑郁时的典型想法，这些想法会抑制他们改变的动力。你还会看到他们感到充满希望、乐观时的不同想法，这些想法会增强他们改变的动力。

在表 4-2 的空白单元格中，请你依次写下关于改变的典型抑郁想法和乐观的想法，这可能有助于你对改变抱有更多希望和乐观态度，从而使你更愿意去尝试。

表 4-2　无望抑郁时的想法 VS 希望乐观时的想法

无望抑郁时的想法	希望乐观时的想法
尝试的意义何在？我只会再次失败。我试过的每样事情都失败了，为什么这次会有所不同呢	尝试的意义在于看我是否会失败。我不清楚这次是否会有所不同，而且我并不总是失败，尽管很多时候好像是这样。有时候我试过并成功了，但自己会忘记。这次我再试试，或许会成功
我已经彻底崩溃了，我没办法再做任何事情了，一切都感觉太难了	是的，我确实被完全击垮了，一切都感觉太难了，但这就是抑郁的表现。重要的是要从我当下所在的地方开始，而不是过去。如果我一小步一小步地走起来，就会到达目的地
我无法想象自己会感觉好起来，我试着做一些事情，但从来没有感觉更好	抑郁会让我很难相信自己能感觉好起来。另外，在尝试做一些事情时我从来没有感觉更好，这种想法不是真的。我确实感觉好一点了。如果我不断尝试，我的感觉会越来越好。这就是我克服抑郁的方法

续表

无望抑郁时的想法	希望乐观时的想法

◎ 再次检视后果

从焦虑或抑郁中恢复过来并不容易。再次检视以同样的方式反复回应焦虑或抑郁情绪所带来的后果是一种方法，它可以激励你做出重要改变。

罗萨里奥花了几分钟来检视自己情绪驱动性行为的后果

表 4-3 罗萨里奥的《再次检视情绪驱动行为后果表》

情绪驱动行为	情绪	亲密关系与家庭	工作与职业	健康	其他
情境驱动性行为 回避人、场所、活动或事物	在因为焦虑而回避某事时，我会感到羞愧。我感到内疚，因为我太依赖我丈夫	假如我放弃教学、一些好玩或对家庭有益的东西我们就买不起了。我丈夫不得不为我找借口，这让他很心烦	我无法做陈述、报告、演示等，也尝试不了新事物。我不能同时和太多人分享自己的想法		
身体性行为 回避躯体感受，如脸红、呼吸急促、心率加快、性唤起	觉得自己脸红起来时，我会感到羞愧和忧烦	如果觉得自己已可能会脸红，我就不会和我丈夫一起做事情	我无法做陈述、报告、演示等，也尝试不了新事物，因为我怕自己会脸红。我不会和老师们一起参加社交活动，因为我担心他们会觉得我怪异	我开始运动得少了，因为我怕自己会脸红	我不能穿颜色很亮的衣服，因为它会让我的脸看上去很红

续表

情绪驱动性行为	情绪	亲密关系与家庭	工作与职业	健康	其他
认知性行为 回避某些想法、脑海中的画面或记忆	在觉得自己的脸正红着时，我真的很心烦。一想起自己曾经脸红的那些时刻，我就感到羞愧				每当有人提到脸红或感觉尴尬时，我都会走开，这是是粗鲁且令人难堪的
中和性行为 为消除焦虑感或痛苦而实施的行为，比如寻求安慰、吸毒或酗酒、反复自我解释、自我推理、寻求一种更强烈的情绪来掩盖焦虑感恐惧	我照镜子，看自己的脸是否红着，这令我很苦恼	我总是问我丈夫，自己是不是脸红了，这令他很懊恼。我请我丈夫或其他亲替我与他人谈话或为我做事情，这使得他们感到沮丧，并让他们活得更艰难了	我问其他老师问题，想知道他们对我的真实看法，但这让我看上去像母不知道自己在做什么	暴饮暴食	

（表4-3）。她了解到，自己情绪驱动性行为的某些后果很常见，但其他一些对她来说是新的，比如在逃避时感到忧虑和羞耻。

现在轮到你了。请花几分钟回顾一下你已经完成的《情绪ABC工作表》。将你的情绪驱动性行为的后果放入《再次检视情绪驱动性行为后果表》（表4-4）的每个类别中。请关注你所有的情绪驱动性行为的后果，包括短期的和长期的。很多短期后果（如上班迟到）会引致长期后果（如失业）。

表4-4　再次检视情绪驱动性行为后果表

情绪驱动性行为	情绪	亲密关系与家庭	工作与职业	健康	其他
情境性行为 回避人、场所、活动或事物					
身体性行为 回避躯体感受，如脸红、呼吸急促、心率加快、性唤起					
认知性行为 回避某些想法、脑海中的画面或记忆					
中和性行为 为消除焦虑或痛苦而实施的行为，比如寻求安慰，吸毒或酗酒，反复自我解释、自我推理，寻求一种更强烈的情绪来掩盖焦虑或恐惧					

◎ 为你指引方向的北极星

数百年来，旅行者跟随北极星穿越辽阔无垠的大地与危机四伏的海洋，前往目的地。你的价值观就像北极星一样，为你的人生指引方向，并在你面对困难情绪和处境时激励你前行。价值观是真理、信仰或知性。有些价值观是服务他人的，比如慈善或慷慨，另一些则大多时候服务于我们自己的福祉和成长，比如创造性或精神性。价值观不是欲望、愿望或偏好，比如性、金钱或美食。

价值观也不等同于目标。价值观是航线（如沿加利福尼亚州海岸向南航行），是当你沿着既定价值观方向前进时沿途到达的特定目的地或落脚点（如旧金山、圣巴巴拉、洛杉矶、圣地亚哥）。换言之，目标是产品，而价值观是过程。"真实而谨慎地与同事谈话"是目标，诚实正直就是该目标所服务的价值观。"每年与我的医生会面"是目标，健康就是该目标所服务的价值观。

练习：随波逐流或保持航向

在本练习中，你将体验到，相对于你的价值观，过偏离航向和保持在航线上的生活分别是什么感觉。请为这个练习留出 10 分钟的连续时间，先阅读脚本，然后闭上眼睛想象该场景。完成形象化部分之后，再完成接下来的书面部分。

想象一下，你正在海洋中心的一条船上，这时，引擎停止运作了。你试着重启引擎，但无济于事。虽然你拆开了引擎，但还是修不好它。你拿起无线电呼叫救援，却发现无线电也坏了。你在大海中漂流，能看到的就只有大海。你希望有船只经过时可以救你，但不知何时才能发生这样的事情，甚至也不知道是否会发生。

在随着每一波海浪上上下下起伏漂流时，你开始想起家乡的人，你的家人、朋友和同事，你想到你认识的人和认识你的人。他们会知道你在海上失踪了，并以为你已经死了。他们会聚在一起哭泣，会记住你和你的人生。他们将分享各自对你的回忆、他们记忆中你的品质以及你以前对他们的影响。

现在想象一下，在他们不知情的情况下，你正在聆听这些谈话。他们说的话都是发自内心的，而且关于你的内容也都是真实的。作为一个人，你的生活伴侣是怎么评价你的？如果你有小孩，他们又是怎么描述你的？你教给他们的生活教训有哪些？他们记得哪些你对他们的支持？你的朋友和同事是怎么说你的？你的精神社区（人们本着合作和友谊的精神住在一起，致力于相同的目标）成员对你有何评价？作为公民或邻居，人们是如何评价你的？这些人回忆你的放松或娱乐能力时分享了哪些内容？

现在，设定5分钟计时作为暂停时间，在此期间思考一下你所爱的人对你的评价。闹铃响起时，请按照以下提示作答。

基于你现在的生活方式，下面这些人过去是如何评价你的？

你的伴侣：＿＿＿＿＿＿＿＿＿＿＿＿＿＿＿＿＿＿＿＿＿＿＿＿

＿＿＿＿＿＿＿＿＿＿＿＿＿＿＿＿＿＿＿＿＿＿＿＿＿＿＿＿＿

＿＿＿＿＿＿＿＿＿＿＿＿＿＿＿＿＿＿＿＿＿＿＿＿＿＿＿＿＿

你的孩子：＿＿＿＿＿＿＿＿＿＿＿＿＿＿＿＿＿＿＿＿＿＿＿＿

＿＿＿＿＿＿＿＿＿＿＿＿＿＿＿＿＿＿＿＿＿＿＿＿＿＿＿＿＿

＿＿＿＿＿＿＿＿＿＿＿＿＿＿＿＿＿＿＿＿＿＿＿＿＿＿＿＿＿

你最亲密的朋友：＿＿＿＿＿＿＿＿＿＿＿＿＿＿＿＿＿＿＿＿＿

＿＿＿＿＿＿＿＿＿＿＿＿＿＿＿＿＿＿＿＿＿＿＿＿＿＿＿＿＿

＿＿＿＿＿＿＿＿＿＿＿＿＿＿＿＿＿＿＿＿＿＿＿＿＿＿＿＿＿

你的同事：＿＿＿＿＿＿＿＿＿＿＿＿＿＿＿＿＿＿＿＿＿＿＿＿

＿＿＿＿＿＿＿＿＿＿＿＿＿＿＿＿＿＿＿＿＿＿＿＿＿＿＿＿＿

＿＿＿＿＿＿＿＿＿＿＿＿＿＿＿＿＿＿＿＿＿＿＿＿＿＿＿＿＿

你的邻居：＿＿＿＿＿＿＿＿＿＿＿＿＿＿＿＿＿＿＿＿＿＿＿＿

＿＿＿＿＿＿＿＿＿＿＿＿＿＿＿＿＿＿＿＿＿＿＿＿＿＿＿＿＿

＿＿＿＿＿＿＿＿＿＿＿＿＿＿＿＿＿＿＿＿＿＿＿＿＿＿＿＿＿

你的精神社区成员：＿＿＿＿＿＿＿＿＿＿＿＿＿＿＿＿＿＿＿＿

＿＿＿＿＿＿＿＿＿＿＿＿＿＿＿＿＿＿＿＿＿＿＿＿＿＿＿＿＿

＿＿＿＿＿＿＿＿＿＿＿＿＿＿＿＿＿＿＿＿＿＿＿＿＿＿＿＿＿

现在，再设置5分钟计时，想象你已经过上了自己想要的生活。你希望人们如何评价你？

你的伴侣：＿＿＿＿＿＿＿＿＿＿＿＿＿＿＿＿＿＿＿＿＿＿＿＿

＿＿＿＿＿＿＿＿＿＿＿＿＿＿＿＿＿＿＿＿＿＿＿＿＿＿＿＿＿

＿＿＿＿＿＿＿＿＿＿＿＿＿＿＿＿＿＿＿＿＿＿＿＿＿＿＿＿＿

你的孩子：＿＿＿＿＿＿＿＿＿＿＿＿＿＿＿＿＿＿＿＿＿

＿＿＿＿＿＿＿＿＿＿＿＿＿＿＿＿＿＿＿＿＿＿＿＿＿＿＿＿＿

＿＿＿＿＿＿＿＿＿＿＿＿＿＿＿＿＿＿＿＿＿＿＿＿＿＿＿＿＿

你最亲密的朋友：＿＿＿＿＿＿＿＿＿＿＿＿＿＿＿＿＿＿＿

＿＿＿＿＿＿＿＿＿＿＿＿＿＿＿＿＿＿＿＿＿＿＿＿＿＿＿＿＿

＿＿＿＿＿＿＿＿＿＿＿＿＿＿＿＿＿＿＿＿＿＿＿＿＿＿＿＿＿

你的同事：＿＿＿＿＿＿＿＿＿＿＿＿＿＿＿＿＿＿＿＿＿＿＿

＿＿＿＿＿＿＿＿＿＿＿＿＿＿＿＿＿＿＿＿＿＿＿＿＿＿＿＿＿

＿＿＿＿＿＿＿＿＿＿＿＿＿＿＿＿＿＿＿＿＿＿＿＿＿＿＿＿＿

你的邻居：＿＿＿＿＿＿＿＿＿＿＿＿＿＿＿＿＿＿＿＿＿＿＿

＿＿＿＿＿＿＿＿＿＿＿＿＿＿＿＿＿＿＿＿＿＿＿＿＿＿＿＿＿

＿＿＿＿＿＿＿＿＿＿＿＿＿＿＿＿＿＿＿＿＿＿＿＿＿＿＿＿＿

你的精神社区成员：＿＿＿＿＿＿＿＿＿＿＿＿＿＿＿＿＿＿

＿＿＿＿＿＿＿＿＿＿＿＿＿＿＿＿＿＿＿＿＿＿＿＿＿＿＿＿＿

＿＿＿＿＿＿＿＿＿＿＿＿＿＿＿＿＿＿＿＿＿＿＿＿＿＿＿＿＿

◎ 找到你的北极星

你的价值观就是你的北极星（图 4-1）。确认价值观是一个反思和探索的过程。我们很少有人花时间来识别对自己真正重要的东西——但假如我们能这样做，就会得到回报。你的价值观会启发你、激励你、滋养你，并赋予你生命的意义。它们会引导你的人生，并以深刻且个人的方式来体现你想要的生活。

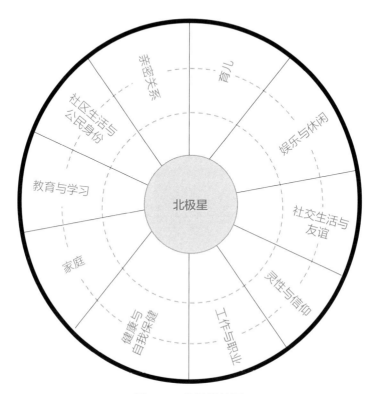

图 4-1　北极星地图

注：对于每个价值观，请依据你的行为和活动与北极星之间的距离，在相应的价值观领域栏中画"×"。若你的行为 100% 在航线上，与对应的价值观保持完全一致，那么请在该价值观领域栏中离北极星最近的地方画"×"。"×"与北极星的距离越远，说明你对应该价值观的行为偏离航向越多。

　　此外，你的价值观能激发深刻的变化，比如让你从焦虑和抑郁中解脱出来。当你处于焦虑或抑郁时，它们会阻止你做自己真正想做的事情，此时，你的价值观能帮助你看得更远，超越痛苦，让你做那些你不回避这些情绪时会做的事情。

价值观领域

生活中存在能激励我们去努力、改变和坚持的 10 个核心价值观领域，这些领域覆盖大多数人的公共生活领域。你会发现，以下这些价值观领域对我们非常重要。请花点时间查看每个领域并思考相关问题，然后请根据这些价值观认真思索自己的行为。请根据这些提示回答，但不要匆匆忙忙地完成，因为在回答时越谨慎小心，你在下一个练习中详细描绘自己的价值观时，得到的结果就越准确。

健康与自我保健

这个领域有关保护身体健康问题。借助该价值观，你与我们所有人的生命力联系在一起，可以充分利用每一天，让每一项任务发挥最大功效。健康与自我保健领域的价值观术语是"健康""体力""活力"。你是否因为焦虑或抑郁而躲避常规的医疗或牙科保健？焦虑或抑郁是否导致你远离健身房或健康俱乐部？焦虑或抑郁是否导致你吃得太多或太少？

为了了解你当下的状态及想要达到的状态，请仔细、全面地回想你过去几周的行为，然后写下自己的行为例子。

符合健康与自我保健价值观的行为：

不符合健康与自我保健价值观的行为：

请在"北极星地图"上画一个"×"，以呈现你有关健康与自我保健价值观的行为与北极星之间的距离。

家庭

这个领域涉及你与近亲亲属关系的重要性，近亲亲属包括你的父亲、母亲和兄弟姐妹。凭借该价值观，你能学会如何去爱，并得到支持和接纳，从而使你过上稳定的生活且由此开始爱他人。家庭领域的价值观术语是"爱""接纳""尊重"。

焦虑或抑郁是否会在你与家人的关系中制造痛苦或怨恨？你是否过度依赖父母？你是不是因太过焦虑而无法说出自己的想法，基于此原因，你与他人的关系是否不像你希望的那样有诚意且真实？

为了了解你当下的状态及想要达到的状态，请仔细、全面地回想你过去几周的行为，然后写下自己的行为例子。

符合家庭价值观的行为：

不符合家庭价值观的行为：

_____

_____

_____

请在"北极星地图"上画一个"×"，以呈现你有关家庭价值观的行为与北极星之间的距离。

教育与学习

这个领域是关于学习和探索的。借助该价值观，你可以感受到学习新东西时的兴奋和激动。教育与学习领域的价值观术语是"事实""智慧""技能"。你是否因为太过焦虑或抑郁而无法去离家较远的大学，因而进了一所并非自己首选的学校？你是否是一位终身学习者，但因为过度焦虑或抑郁而无法参加培训课程？如果你是学生，焦虑或抑郁是否会妨碍你与老师交谈或充分参与课堂讨论？

为了了解你当下的状态及想要达到的状态，请仔细、全面地回想你过去几周的行为，然后写下自己的行为例子。

符合教育与学习价值观的行为：

_____

_____

_____

不符合教育与学习价值观的行为：

_____

请在"北极星地图"上画一个"×"，以呈现你有关教育与学习价值观的行为与北极星之间的距离。

社区生活与公民身份

这个领域与服务他人相关。通过该价值观，你可以在某种程度上为了让世界变得更美好而做出贡献。社区生活与公民身份领域的价值观术语是"正义""责任""慈善"。焦虑或抑郁是否让你无法从事慈善工作或参与社区活动？因为焦虑或抑郁，你是否逃避社区服务或社区生活？

为了了解你当下的状态及想要达到的状态，请仔细、全面地回想你过去几周的行为，然后写下自己的行为例子。

符合社区生活与公民身份价值观的行为：

不符合社区生活与公民身份价值观的行为：

请在"北极星地图"上画一个"×"，以呈现你有关社区生活与公民身份价值观的行为与北极星之间的距离。

亲密关系

这个领域有关你与重要他人的关系，重要他人包括你的配偶、伴侣、爱人、男朋友或女朋友。经由该价值观，你可以提高自己给予爱和接受爱的能力，学习如何信任和尊重与你关系非同一般的人。若你现在没有和某人在一起（空窗期），依然可以和这个领域建立联系，方法是，努力与将来可能成为你的重要他人的人构建理想的亲密关系。亲密关系领域的价值观术语是"忠诚""率真""爱"。

因为焦虑或抑郁，你是否回避与配偶或重要他人之间身体上的亲近？你是否过度担心自己的伴侣会随时离你而去？你是否太过焦虑或抑郁而无法邀请对你特别的人，或者当对方约你的时候无法答应下来？

为了了解你当下的状态及想要达到的状态，请仔细、全面地回想你过去几周的行为，然后写下自己的行为例子。

符合亲密关系价值观的行为：

_____

_____

_____

不符合亲密关系价值观的行为：

_____

_____

_____

请在"北极星地图"上画一个"×"，以呈现你有关亲密关系价值观的行为与北极星之间的距离。

育儿

这个领域与你作为父母的生活相关联。若你没有孩子，仍然有办法与这个领域建立联系，比如努力成为某个将来出生的孩子或年轻人的"父母"，或者思索你想如何对待生活中的孩子。借助该价值观，你可以学着爱别人而不期望对方会同等程度地爱你，也可以与你内心的老师和保护者连接在一起，还可以分享自己在有意义且完整的生活中所获得的智慧。育儿领域的价值观术语是"爱""保护""教导"。

你是否过于焦虑或抑郁而无法为自己的孩子设定限制，使他们成长为负责任且有爱心的成年人？焦虑或抑郁是否导致你过度保护自己的孩子，因而否定他们可以让自己更为强大、更有能力的经验、体验？你是否想要孩子却因为太害怕或太忧愁而不敢去尝试？

为了了解你当下的状态及想要达到的状态，请仔细、全面地回想你过去几周的行为，然后写下自己的行为例子。

符合育儿价值观的行为：

_____

_____

_____

不符合育儿价值观的行为：

_____

_____

_____

请在"北极星地图"上画一个"×",以呈现你有关育儿价值观的行为与北极星之间的距离。

娱乐与休闲

这个领域涉及如何寻求工作与娱乐之间的平衡。通过该价值观，你可以与自己内心的孩子相连相通，也可以增强、重建自己与家人和朋友之间的联系。你可以学着欣赏、感激那些不时打断生活的安静时刻，这些安静时刻赋予生活节奏和意义。娱乐与休闲领域的价值观术语是"创造力""乐趣""激情"。

你是否过于焦虑或抑郁而无法为不断给你派任务的主管设定界限？焦虑或抑郁是否压倒了你，以至于你没有精力去开心地享受各种活动？焦虑或抑郁是否会妨碍你参加也许能丰富自己生活的休闲活动？

为了了解你当下的状态及想要达到的状态，请仔细、全面地回想你过去几周的行为，然后写下自己的行为例子。

符合娱乐与休闲价值观的行为：

_____

_____

_____

不符合娱乐与休闲价值观的行为：

_____

_____

_____

请在"北极星地图"上画一个"×"，以呈现你有关娱乐与休闲价值观的行为与北极星之间的距离。

社交生活与友谊

这个领域有关友谊及拥有充实且充满活力的社交生活的重要性。凭借该价值观，你可以建立一个支持性的友谊网络，还可以培养有爱心且忠诚的朋友，作为一个社会人充实地生活着。社交生活与友谊领域的价值观术语是"爱""忠诚""信任"。

焦虑或抑郁是否导致你花太多时间独自生活？你是否因为太过抑郁或焦虑而拒绝来自朋友一起出去玩的邀请？你那些所谓的"朋友"是不是对你很不好，而你因为过度焦虑或抑郁无法找到新朋友？

为了了解你当下的状态及想要达到的状态，请仔细、全面地回想你过去几周的行为，然后写下自己的行为例子。

符合社交生活与友谊价值观的行为：

_____

_____

_____

不符合社交生活与友谊价值观的行为：

_____

_____

_____

请在"北极星地图"上画一个"×"，以呈现你有关社交生活与友谊价值观的行为与北极星之间的距离。

灵性与信仰

这个领域有关将你与比你自身更宏大的东西连接起来的问题。借助该价值观，你能了解到，相信一些你看不见或摸不着的东西是重要的，你可以与生命的弧线相连——从开始到结束。灵性的体现有很多种方式。对于某个人，灵性可能意味着参与有组织的宗教服务；而对于另一个人，灵性也许意味着其独自在树林中冥想或长时间漫步，以亲近自然或整理自己的思绪。灵性与信仰领域的价值观术语是"上帝""信仰""更高的力量""宇宙"。

焦虑或抑郁是否让你难以找到对你而言意味着灵性的内心平静？你是否因为过于害怕或消沉而无法去教堂、清真寺或寺庙参加服务活动？你是否非常担心自己的牧师、拉比或其他宗教领袖如何看待自己，因而无法探索他们的智慧和忠告？

为了了解你当下的状态及想要达到的状态，请仔细、全面地回想你过去几周的行为，然后写下自己的行为例子。

符合灵性与信仰价值观的行为：

_____

_____

_____

不符合灵性与信仰价值观的行为：

_____

_____

_____

请在"北极星地图"上画一个"×"，以呈现你有关灵性与信仰价值观的行为与北极星之间的距离。

工作与职业

这个领域与为你的职业生涯注入诚信、热情和卓越有关。借助该价值观，你可以接受新的职业挑战，激发自己的热情并推动自己的职业发展；你也可以赢得上司和同事的尊重；还可以了解到这一点的重要性——为一些你相信会给自己和他人带来积极变化的事情而努力工作。工作与职业领域的价值观术语是"卓越""管理""专业性"。

你是否因为太害怕或太低迷而无法在工作中接受新的挑战？你是否非常担心会被老板解雇或同事会不喜欢你，因而不敢说出自己的想法？你是否太过焦虑或抑郁而无法充分利用最初吸引你从事这份工作的机会？

为了了解你当下的状态及想要达到的状态，请仔细、全面地回想你过去几周的行为，然后写下自己的行为例子。

符合工作与职业价值观的行为：

_____

_____

_____

不符合工作与职业价值观的行为：

_____

_____

_____

请在"北极星地图"上画一个"×"，以呈现你有关工作与职业价值观的行为与北极星之间的距离。

这张分布图能告诉你什么？嗯，对于某个价值观，你的行为离北极星越远，你离遵循该价值观的生活就越远。例如，如果你因为感觉太焦虑或情绪低落而总是回避与朋友见面，而社交生活和友谊对你又很重要，那么你的行为就不符合这种价值观。你的行为离对你而言很重要的价值观越远，你的生活就越不可能有意义，你也就越不可能感到满足和幸福。

◎ 再次检视你的价值观

既然已经探讨了与价值观相关的行为，那么你就再多花点时间来厘清这些价值观，让它们对你是真正重要的，并且能始终指引你的人生。你可以使用《价值观厘清工作表》来指导自己完成该过程。不过在开始之前，请先看一下亚尼内的《价值观厘清工作表》（表 4-5）。还记得亚尼内吗？她最近离婚了，非常沮丧。她一直想做个全职妈妈，但是，抑郁症让她很难成为她想成为的父母的样子。她躲避自己的朋友，狂吃垃圾食品，这只会让她对自己感觉更糟糕。此外，亚尼内耽误了太多自己家族企业中的工作，以至于其父母感到了经济压力。将自己与自己的价值观联系起来，从而恢复进程让生活向前推进，这对她来说很重要。

表 4-5 亚尼内的《价值观厘清工作表》

领域	价值观	非常重要	有点重要	完全不重要
社区生活与公民身份				×
教育与学习				×
家庭	爱，支持	×		
社交生活与友谊	乐趣，支持	×		
健康与自我保健	精力，体力		×	
亲密关系	爱，支持	×		
育儿		×		
娱乐与休闲	平衡，乐趣		×	
灵性与信仰				×
工作与职业				×

现在轮到你来完成《价值观厘清工作表》（表 4-6）了。仔细考虑每个领域，想想其对你而言有多重要或不重要，并在相应的栏中画"×"（"非常重要""有点重要""不重要"）。

表 4-6 你的《价值观厘清工作表》

领域	价值观	非常重要	有点重要	完全不重要
社区生活与公民身份				
教育与学习				
家庭				
社交生活与友谊				

续表

领域	价值观	非常重要	有点重要	完全不重要
健康与自我保健				
亲密关系				
育儿				
娱乐与休闲				
灵性与信仰				
工作与职业				

你从中学到了些什么？你是否发现了对你来说比你想象的更重要的价值观？你是否找到了会牵扯你很多行为、消耗你大量注意力却并不特别重要的价值观？

◎ 追随你的北极星

追随你的北极星意味着，你下定决心要在服务于自己的价值观的过程中去感受焦虑或抑郁。下决心依循自己的价值观行事能让你产生意愿，而意愿能带来行动。凭借意愿，你的所感、所为会获得一定的影响力——并且能让看上去难以忍受的事情变得更容易忍受。在服务于自己的价值观的过程中，借助意愿和坚定的行动，你就可以掌控自己的恢复进程。

追踪你当前的航线

焦虑和抑郁情绪会让你偏离航向，要想提高自己对这种情况的具体方式的认识，追踪你所做的事情及与之对应的你想做的事情是一种简单的方法。你可以使用《价值观驱动行为日志》（表4-7）来实现这一点。

请从你的《价值观厘清工作表》中选定两三个对你最重要的价值观领域，将其填入第一列，然后在第二列写下你的意向：当你没有感到焦虑或抑郁时，对应此价值观，你100%在航线上所做的事情。在第三列、第四列写下阻碍你按照自己的意向行事的情绪（焦虑、抑郁、愤怒、内疚）和想法（"这有何意义""我做不到""我太不堪重负了"）。在"行为"一列，写下你做过哪些与自己的意向不一致的事情。最后一列是对应此价值观，你每天保持在航线上的程度评分。若你"100%"在航线上，则你的"行为"一栏会与"意向"一栏完全匹配。要了解如何填这张表，请先查看亚尼内已经完成的《价值观驱动行为日志》（表4-8），然后请你填写你的《价值观驱动行为日志》。

在完成了《价值观驱动行为日志》之后，请描述那些使你难以将自己"依照价值观行事"的意向坚持贯彻到底的想法和脑海中的画面：

表 4-7　价值观驱动行为日志

最重要的价值观领域	意向（具体行为：何人、何事、何时、何地）	想法	情绪	行为	保持在航线上的程度（0～100%）						
					星期日	星期一	星期二	星期三	星期四	星期五	星期六

表4-8 亚尼内的《价值观驱动行为日志》

最重要的价值观领域	意向（具体行为；何人、何事、何时、何地）	想法	情绪	行为	保持在航线上的程度（0～100%）						
					星期日	星期一	星期二	星期三	星期四	星期五	星期六
育儿	和孩子一起玩桌面游戏	我不会玩得开心的	沮丧，疲惫不堪	找借口，睡在沙发上	50%	100%	90%	70%	90%	70%	90%
	去观看孩子的足球训练和比赛	假如有人问起我的前任怎么办	焦虑，内疚	请我姐姐/妹妹带孩子去	60%	80%	50%	100%	100%	50%	50%
	参加剪贴簿制作月会	他们对我很失望	焦虑，内疚	不去或提前离开	0%	100%	0%	0%	100%	0%	0%
社交生活与友谊	邀请谢丽尔和邦妮参加"女孩之夜"活动	我们应该保持联系。我真是个失败者	内疚，沮丧	不打电话，如果他们邀请我，不要去	0%	100%	0%	100%	0%	0%	0%
健康与自我保健	午餐时间散步	这有什么意义呢？我很胖	筋疲力尽，郁闷	不去散步	80%	80%	90%	100%	100%	80%	90%
	晚上把胡萝卜当零食吃	没有人关心我是否健康	沮丧，气愤	抓起薯片狂吃	50%	70%	70%	90%	70%	70%	80%

请描述那些使你难以将自己"依照价值观行事"的意向坚持贯彻到底的情绪（焦虑、抑郁、内疚、羞愧）和躯体感受（心跳加速、大汗淋漓、意识模糊）：

_____

_____

请描述那些你为了回避、逃离或最小化自己的焦虑和抑郁情绪而采取的行为，这些情绪使你难以将自己"依照价值观行事"的意向坚持贯彻到底：

_____

_____

_____

◎ 绘制新的价值观驱动航线

既然你已经了解到，情绪驱动性行为会如何让你难以按照对自己极为重要的价值观来生活，那么，是时候使用这些价值观来绘制你接下来几周、几个月里要选择的航线了。换言之，下一步你要做的是将你的价值观转化为行为——树立意愿，在这个过程中，去感受当你采取这些行动时会发生什么。

归根结底，你的恢复既取决于服务于你的价值观且有意义的目标，又依赖于实现这些目标的明确计划。目标与计划不一样。目标是你希望到达的目的地，而计划是你为了实现目标而实施的一系列不同的步骤。最重要的是，你的恢复要依靠你改变自身行为或行动的意愿——将你的行为与价值观联系起来会有助于你做到这一点。

要绘制你的价值观驱动的航线，请采取以下步骤：

第1步，选定一个重要的价值观领域。例如，罗萨里奥选择了"社交生活与友谊"。她有几个亲密的朋友，但还想要拥有别的朋友，而社交焦虑症让她一直很难结交新朋友并维持已存在的友谊。亚尼内则挑选了"育儿"作为自己最重要的价值观领域。抑郁症使她始终难以成为自己想要成为的母亲的样子。

第2步，将该价值观转化为几条价值观陈述。价值观陈述是体现价值观的短句或短语，有点像你想要信奉、遵循的座右铭。请问问自己："在谈到家庭时，哪些东西我想接受？如果我无意中听到人们讲他们欣赏我的地方，我会希望听到什么话？"例如，罗萨里奥的人生座右铭是"我想成为有爱心且能给予他人支持的朋友"。亚尼内的座右铭是"我想成为我孩子的充满爱心、善良、负责任的母亲"。以下是每个领域的其他一些价值观陈述示例：

● 社区生活与公民身份："我想要改善那些不如我幸运的人的生活。"

● 教育与学习："我希望接受良好的教育，并把我拥有的知识和智慧传递给其他人。"

● 家庭："我想建立一个充满关爱、具有支持性的家庭，并在困难时刻陪伴家人左右。"

● 健康与自我保健："我希望在整个人生中都能帮助、鼓励自己保持身心健康。"

● 亲密关系："我想成为体贴、有爱心、能给予对方支持的生活伴侣。"

● 育儿："我想要成为我孩子的善良、有爱心、负责任的父亲/母亲。"

● 娱乐与休闲："我希望能享受大自然的美丽。"

● 社交生活与友谊："当我关心的人需要我的支持和陪伴时，我想陪在他们身边。"

● 灵性与信仰："我想成为一个尊敬他人灵性的有灵性的人。"

● 工作与职业："作为一个人，我希望能不断挑战，提升自我。"

第3步，确定一系列使你朝着自己的价值观或目标方向前进的具体行动。要把各个步骤设置得小且现实可行。请问问自己："我会做什么？我不会做什么？"考虑一下你何时、何地、与何人一起行动，尽可能做到明确、具体。例如，"邀请玛莎这周六和我一起去看电影"。

请使用描述价值观驱动航线的工作表《价值观驱动行动计划》将所有步骤放在一起。要了解如何做到这一点，请查看罗萨里奥和亚尼内创建的《价值观驱动行动计划》。

罗萨里奥的价值观驱动行动计划

1. 选定最重要的价值观领域：**教育与学习**。

2. 写下一个或多个价值观陈述：我希望培育有朝一日成为领导者的孩子。我想尽我所能多学一点，成为我能成为的最好的老师。

3. 写下一系列具体的、决心采取的行动：

决心采取的行动 1：与家长建立联系。

决心采取的行动 2：与我熟悉的老师加强联系。

决心采取的行动 3：与校长建立稳固的关系。

决心采取的行动 4：与社区中其他老师建立联系。

服务的价值观：教育与学习。

我情愿感受：焦虑与不自在。

这样我就可以：成为我能成为的最好的老师。

采取以下步骤：

（1）在下次 PTA 会议上与两位家长交谈。

（2）打电话给五年级的老师，邀请她联合教学。

（3）每周至少与校长聊天一次，时长 10 分钟。

（4）与我不太熟悉的老师闲聊。

亚尼内的价值观驱动行动计划

1. 选定最重要的价值观领域：**育儿**。

2. 写一个或多个价值观陈述：我想成为充满爱心、会精心呵护我孩子的母亲。我希望教育我的孩子，使之拥有坚持不懈的力量。

3. 写下一系列具体的、决心采取的行动：

决心采取的行动 1：和我的孩子共度美好时光。

决心采取的行动 2：和我的孩子一起做一些有趣的事情。

决心采取的行动 3：与其他家长建立联系。

决心采取的行动 4：参与我孩子校内校外的生活。

服务的价值观：育儿。

我情愿感受：充满活力、积极向上。

这样我就可以：竭尽所能养育我的孩子。

采取以下步骤：

（1）每天晚餐后和孩子一起玩桌面游戏。

（2）周六带孩子去动物园。

（3）打电话给柯克女士，询问我是否可以在周二上午艾米的课上做志愿者。

（4）邀请杰西卡最好朋友的妈妈下周共进午餐。

我的价值观驱动行动计划

1. 选定最重要的价值观领域：_____

2. 写一个或多个价值观陈述：_____

_____

3. 写下一系列具体的、决心采取的行动：

决心采取的行动 1：

决心采取的行动 2：

决心采取的行动 3：

决心采取的行动 4：

服务的价值观：

我情愿感受：

这样我就可以：_____

_____

_____

采取以下步骤：

（1）_____

_____

_____

（2）_____

_____

_____

（3）_____

_____

_____

（4）_____

_____

_____

长话短说

　　40 年的研究为本书中的方法和技巧的有效性提供了
支持。不过，当初命名本书为"workbook"组成这个词的第一个单词是"work"，说明学习、运用这些方法和技巧很可能是一项艰难的工作。培养情绪灵活性并不容易，尤其在接近而非回避你的焦虑和抑郁情绪之时。如果你想坚持下去，不时饮用动力之井中的水是必不可少的（经常获取动力）。在使用本书而不断进步时，请记住：

◆ 恐惧和无望是你从焦虑和抑郁情绪中恢复过来的障碍。要时刻提醒自己，本书中的技巧会减少这些情绪。

◆ 焦虑和抑郁让你的生活偏离了航向。为了让它回归航线，你必须追随自己价值观的北极星。

◆ 直面自己的焦虑和抑郁情绪，下定决心采取行动。这将打开你的生活，把你和那些让生活值得过的深刻且个人化的理由联系起来（你的人生就会有意义了）。

第二部分

学习逐步增强情绪灵活性的技巧

PART 2

第 5 章

培养灵活的注意力

正如你已经了解到的，接近而非回避自己的情绪可以增强你的情绪灵活性。但是如何做到这一点呢？你必须做些什么来面对自己令人不适的情绪呢？在接下来的章节中，你可以完完全全地学习到如何培养自己的情绪弹性（emotional resiliency）。我们首先从培养灵活的注意力开始。具有灵活的注意力，是指你可以将注意力从导致你持续焦虑和抑郁的反复思索、躯体感受和行为上转移开。

为了培养灵活的注意力，你将学习正念这一强大的技巧。正念是专注于当下、非评判性的意识。在本章中，你将尝试几项正念练习，包括将正念融入日常生活的方法，这能培养你转移注意力的能力——从未来（过度焦虑的发源地）或过去（无望和抑郁的发源地）转移开，以便让你生活在当下。

◎ 正念

正念是指对思维、情绪、行为及发生在你内心和外在一切的留心和关注。正念包含两个关键特征。

● **正念是非评判性的。** 当你处于正念状态时，你的目的是观察，而非解释、评估或批判。

● 正念聚焦于当下时刻。当你处于正念状态时，你的目的是去看、去听、去感受现在正在发生的事情，而不是未来可能发生或过去也许已经发生的事情。

正念通过两种方式培养情绪灵活性：

第一种方式：正念能抑止你对未来或过去穷思竭虑的思维倾向。正念根植于当下时刻，而当下时刻与可能发生的事情或已经发生的事情不能共存。现在，你很可能已经在观察自己的焦虑或抑郁情绪。事实上，你或许很难注意到很多其他的东西。不管怎样，你可能观察的是感觉真实的东西，而不是确实真实的东西。观察感觉真实的东西意味着，你关注——也许过于关注——自己的感觉是多么糟糕或不堪重负。生活毫无希望，焦虑或恐慌永远也不会消失，情绪令人难以承受，你可能感觉这些都是真的。多年来，你很可能一直以这种方式在观察自己的情绪反应。

但是，仅仅因为它感觉是真实的并不意味着它确实是真实的，以这种方式来解释你的情绪只会加剧它们。从根本上讲，观察确实真实的事情意味着，你要站在自己的情绪反应之外来看待现在、过去以及自己的本真状况——这可以为你打开空间，让你以不同的方式思考、行动，最终能减轻过度焦虑或抑郁的感觉。

第二种方式：正念能鼓励你去接近而非回避自己的焦虑和抑郁情绪。正念能帮助你抵制想要回避、逃离或控制自己情绪的强烈欲望——所有这些情绪驱动性行为都会给你带来相当多的麻烦。同样，当你学着以正念的方式观察时，你将获得一种抑制或分散自己情绪反应的替代方法，这也会导致情绪回避，从而让你的过度焦虑和抑郁情绪一直存在下去。在第 8 章，你将学习以这种方式来接近情绪所涉及的所有步骤。而现在，为了使你能从僵化的注意力陷阱中解脱出来，让我们来探索正念的力量。

欢迎来到当下时刻

于我们而言，学会以正念方式意识当下时刻并非与生俱来。我们的大脑并不是这样工作的，而是本能地将我们带去未来或带回过去，这种自然倾向通常是有益的。我们的大脑有预测麻烦或威胁的能力，这能保护我们免受生活中面临的真正危险和困难。还可以帮助我们了解什么行得通，什么行不通，这样我们将来做事情的时候就能更有效率，更有准备。

然而，不能轻易从未来或过去转移出去的大脑会充满痛苦，这种大脑会习惯性地脱离当下时刻，沉溺于未来或过去中感觉真实却非真实的东西。你的大脑天生倾向于远离当下时刻，而正念的作用是与这种倾向相对抗，所以要有耐心，借助一些练习，你能够学会把它带回来。

练习：内在与外在

这个练习是对正念的一个很不错的介绍，因为你可以从中学习如何区分内在体验与外在体验，前者产生于你的大脑和身体，后者产生于你周围的世界。

1. 闭上眼睛，深吸一口气，然后慢慢呼出。缓慢地将你的注意力转移到自己身体上。观察任何令人愉快的感觉或情绪。若你注意到某些地方疼痛或紧张，也观察一下，但不要在那里逗留。或许你会留意到其他感觉：热、冷或身体某个部位的压力。如果你坐着，则注意脚下地板的感觉；若躺着，则注意床或地板的感觉。正常呼吸，同时观察自己的呼吸——腹部轻柔地起伏，或者空气从鼻孔进进出出。

2. 向内看一两分钟后，睁开眼睛，将注意力转移到你周围的环境上。你看到、听到、闻到了什么？你对周围有何感觉？也许是你身上衣服的质地和密度，或者是你皮肤上空气的温度？只须从一种感官转移到另一种上——视觉、听觉、嗅觉、味觉、触觉。让你的注意力飘移到声音上——时钟轻柔的嘀嗒声或空调的嗡嗡声；聚焦于周围的颜色和形状——地毯上的图案或门把手的样子；溜达到房屋或建筑物外面去注意其他声音——汽车喇叭的鸣叫声或开关门的声响。

3. 向外看一两分钟后，闭上眼睛，将注意力转回内部。将你的注意力放在全身的其他感觉上——那些之前你错过的感觉——留意你感觉到了什么。同样，如果你察觉到任何令人不舒服、不愉快的东西，让注意力在那里停留片刻，然后转移到其他随便什么需要注意的地方。一两分钟后，睁开眼睛，再一次将注意力转向外部。

现在，花一点点时间，运用如表 5-1 所示的《内在与外在工作表》来反思、记录你的体验。在你的内在和外在世界里，你注意到了什么？你在哪个世界里感觉最舒适、最平静？在哪个世界中，你的头脑最安静？你的思维最活跃？

表 5-1　内在与外在工作表

日期	内在世界			外在世界	你是否对自己的体验做了评判？
	大脑 关于你自己的思维和印象，你注意到了什么	身体 关于你的躯体感受和情绪，你注意到了什么	行为 关于你的行为，你注意到了什么	关于你的周围——景象、声音、气味，你注意到了什么	0分（完全没有）～10分（做了很多）
星期日					
星期一					
星期二					
星期三					
星期四					
星期五					
星期六					

妮娅试着做了几天这个练习（表 5-2），发现自己有时候感到放松、舒适，有时候则觉得懊恼、焦虑。有趣的是，在观察自己的感官时，她最安心自在；在观察自己的想法时，她最沮丧、焦虑。

表 5-2　妮娅的《内在与外在工作表》

日期	内在世界			外在世界	你是否对自己的体验做了评判？
	大脑 关于你自己的思维和印象，你注意到了什么	身体 关于你的躯体感受和情绪，你注意到了什么	行为 关于你的行为，你注意到了什么	关于你的周围——景象、声音、气味，你注意到了什么	0 分（完全没有）～ 10 分（做了很多）
星期日	我无法集中注意力。假如我永远找不到工作怎么办	我今天感觉紧张，头痛，吃不了多少东西	一直看着时钟，放松肩膀	我听到外面的鸟儿在叽叽喳喳地叫	5
星期一	我注意到自己做了假定推测。假如他离开我该怎么办？假如他不爱我了要怎么办	更紧张了，尤其眼睛周围	换了位置	我听到男朋友在哼歌	3
星期二	我注意到自己有"放下"的想法	紧张焦虑，坐立不安	专注于呼吸	我闻到了桌上的花香	6
星期三	这个我做得不合适。我是个失败者	心灰意冷，紧张	聚焦于冷空气进入鼻孔的感觉	专注于隔壁房间风扇发出的声音	8

◎ 锚定这里而非那里的方法

如果你已经了解到以专注于当下而非评判性的方式进行观察的行为，那你就有可能已经注意到，停留在当下时刻并非易事。你的思维往往会偏离当下时刻，而且很难将其转回来。对此为当下时刻提供一个"锚"会有所帮助。

任何事物都可以作为当下时刻的锚：你的呼吸、一项活动甚至是一个单词。不过，你要小心选择将你的锚用于当下时刻的方式方法。不要用你的锚来逃避或分散自己的焦虑或抑郁情绪。那只会引发更多问题。与之相反，锚的作用是，当你感觉焦虑或情绪低落时，它能将你的注意力和意识带到当下时刻。每当你将注意力转移到锚上时，请检查自己情绪反应的各个相关部分：大脑、身体、行为。一旦你以这种方式觉察到自己的情绪反应，就能更容易地确定，它是否是对那个特定时刻正在发生的事情的准确反映。

如果你日常练习冥想，就会知道呼吸作为当下时刻的锚的价值。可能世上没有比呼吸更好的锚了。你在哪里，它就在哪里。正念呼吸（有意识地呼吸）能带来安宁和接纳的感觉。当你接纳了自己的情绪，就不会再与之对抗了，尽管这听起来违反直觉，但确实起作用。接纳当下发生的一切——包括你的任何情绪——是平息情绪强有力的方法。

采用正念呼吸时，你会不加评判地专注于自己的呼吸。要想以这种方式进行呼吸，请将你的注意力锚定在某个呼吸触及的身体部位，你可以观察空气流过自己鼻腔或口腔的感觉，腹部的起伏，你的肋骨伴随每次吸入、呼出时的扩张和收缩方式。

一旦以这种方式将注意力锚定在当下时刻，你就能放下进入自己意识的每一个念头、每一种情绪、每一样感觉。做到这一点的方法是——在有念头、情绪或感觉出现时，认可它们的存在（也许可以轻声对自己说"念头""情绪""感觉"），然后将注意力转回到你的呼吸上。

在练习正念呼吸时，你将留意到，你的注意力也许会从呼吸上溜走，而转移到迎接念头上——甚至还可能在其中迷失一段时间。不要为此感到气馁或懊恼，这很正常、自然。大脑天生会将我们的注意力从我们正在做的事情上转移开。即便是已经练习了很多年冥想的人也会发现，自己的大脑会走神。或许通过练习，你能学会让自己的注意力更多地停留在呼吸而不是念头上，但你不可能将你的注意力一直固定在呼吸上保持不变。事实上，这也不是正念的目标。

正念的目标是改变你与自己念头的关联方式，不是要你与自己的念头较劲，而是要你学着在陷入它们时意识到自己的状况，并学会放开它们，回到当下时刻。从某种意义上说，当你的某些情绪反应出现时——这是不可避免的——你要学会放下它们，回到当下时刻。

练习：以呼吸为锚

请每天练习 3 次正念呼吸。一开始每次只练 2 分钟，等你变得更加自在、自信时增加 1 分钟，时长不超过 5 分钟。每次练习达到 5 分钟后，试着将这些每次 5 分钟的练习整合成单一的 15 分钟练习。这种较长时间正念呼吸的益处可以持续很多个小时，这让你留出时间做这件事情显得非常值得。为了帮助自己记得做练习，请将其与你每天所做的事情联系起来，例如，淋浴前、吃饭前或刷牙后。

以下是一个简单的脚本，可以帮助你学习如何借助正念呼吸来锚定到当下时刻。完成该练习后，请回答接下去的问题。

闭上眼睛或盯住你前方的某个点，然后将注意力转移到自己的呼吸上。观察自己的呼吸，就好像此前你从未呼吸过一样；就好像你是一位好奇的科学家，希望在不评判的情况下密切观察这个过程。

留意空气进入你的鼻腔，然后向下到达肺的底部，也注意它又回出来的过程。在空气进、出的时候，注意其微凉或微暖的感觉。（停顿 5 秒）注意每次呼吸时肩膀轻柔地耸起、落下，（停顿 5 秒）胸腔缓慢地扩张、收缩，（停顿 5 秒）腹部舒适地鼓起、收回。（停顿 5 秒）

现在将你的注意力放在这些部位中随便哪个你更喜欢的地方：呼吸时空气进出鼻腔，肩膀的轻柔起落，或者腹部的轻松起伏。让注意力停留在这个地方，注意吸气和呼气。（停顿 10 秒）

无论出现什么情绪、冲动或感觉，也不管是惬意的还是令人不快的，请和缓地认可它们的存在，顺其自然，就像在街上与人擦肩而过时点头致意那样，然后让你的注意力回到呼吸上 。（停顿 10 秒）无论脑海中出现什么念头、画面或记忆，也不管是舒心的还是使人不安的，请和缓地认可它们的存在，顺其自然。请让

它们自由而来，随意而去，然后将你的注意力转回到呼吸上。（停顿10秒）

时不时地，你的注意力会游离你的呼吸，每当出现这种情况时，请留意是什么让你分心的，然后将注意力转回到呼吸上。无论你不知不觉陷入思绪的状况出现得多么频繁，不管是100次还是1000次，你只留意让你走神的东西，然后让注意力回到呼吸上。（停顿10秒）

一而再，再而三地，你的大脑会游移到别处，远离呼吸。这是正常且自然的，会发生在每个人身上。我们的大脑天生会将注意力从我们正在做的事情上移开，所以，每次出现这种情况时，请和缓地认可它的存在，留意是什么让你分了心，然后将注意力转回到呼吸上。（停顿10秒）如果出现懊恼、厌烦、焦虑或其他情绪，只须认可它们的存在，然后让注意力转回到呼吸上。（停顿10秒）无论你的大脑走神得多么频繁，请和缓地认可它的存在，留意让你分心的东西，然后将注意力转回到呼吸上。

请写下反复出现在你脑海中的念头或画面。哪些念头或画面令你最难将注意力从其上转移开？

_____

_____

请写下那些将你的注意力从呼吸上拉开的躯体感受。从哪些躯体感受上转移开你的注意力最难？

_____

_____

现在，你已经通过几种方式练习了正念，是时候将正念应用于自己的焦虑或抑郁情绪了。正念能帮助你观察当下存在的这些情绪，让你不会被这些情绪卷走，从而失去自制力。

练习：正念应用于情绪

要想学会用正念的方式来观察自己的情绪，就要这样做——观察某种情绪时，就好像这种情绪对你而言是全新的。请观察情绪的细微差别——伴随着整个体验特性的起起落落。你要对自己一直拼命回避的这种情绪体验产生强烈的好奇心，试着尽可能完整地描述这种情绪，就像你是一位试图记录这种正常且自然的情绪的科学家一样。不要尝试抑制或分散自己对这种情绪的注意力。不论它是什么，随它去，让它保持它的强烈程度。另外，不要评判这种情绪，也不要因为自己拥有这种情绪而评判自己。

在观察自己的情绪时，你会注意到存在行动冲动（action urges）——做某事的动力。这些冲动是你焦虑和抑郁情绪的天然组成部分。感觉抑郁时，你会有想要退出的冲动；感觉焦虑时，你会有想要离开某个情境的冲动。你只须观察这些冲动，不要对其采取行动。

下面是如何将正念应用于你的情绪的方法：

1. 认可这种情绪的存在并做标记。短暂地观察一下，看看它有多强烈，是否掺杂了其他情绪（比如焦虑、愤怒、内疚、羞愧、悲伤）。

2. 观察你的呼吸。在吸气、呼气时，将你的注意力集中在腹部。

3. 标记你的念头。出现各种念头时，给它们做标记，然后在观察该情绪的其他部分时，将你的注意力转回到呼吸上。

4. 打开你的意识。就像相机镜头一样，打开你的意识，让你对周围空间变得更加有知觉。留心其他情绪，留意你身体内部的感觉以及身体外部的景象、声音和气味。然后将你的意识移出你所在的房间，移向建筑物，移向社区，移向你居住的城镇。

5. 注意你在宇宙空间中的位置。打开意识后，在周围更大的世界里观察自己身体在环境中的感觉。

6. 继续观察。继续观察该情绪，直到其平息下来，就像波浪平静下来那样，或者直到这种情绪转变成另一种情绪，或者直到你已经做了足够多的练习。

在下面的空行中，列出你在做这个练习时留意到的念头、躯体感受和行动冲动：

_____

_____

_____

观察情绪的关键在于要学会让情绪呈现其本来面目。如果你多年来一直感到焦虑或抑郁，则很可能已经对这些情绪产生了排斥态度，这种排斥态度是僵化注意力的标志。学习观察情绪有助于你对自己的焦虑或抑郁情绪形成新的态度。你要学着转向情绪，看着它像波浪一样升起、落下，而不是逃避它。借助正念，你可以学习了解以开放、接纳的态度转向当下时刻的焦虑、抑郁情绪的力量。接下来，我们将练习将正念应用于你的焦虑或抑郁时刻。

◎ 将正念带入你的日常生活

除了每天留出特定的时间练习正念，你也可以日常随便练练。方法是，采取留心、好奇、不加评判的态度对待自己每天所做的典型事情，如洗碗、淋浴、爬楼梯、步行前往公交车站、吃午餐或拥抱你爱的人，这些都是你每天可能会做的小事情，但你也许不会以正念的方式去做。对于当下时刻，这些活动都是极好的锚，现在让我们试着与它们合作。

练习：锚定到日常活动上

对于聚焦于当下的锚来说，身体活动而非心理活动往往是最好的活动——这样你就可以观察到体验中的每个细节。选择什么活动无关紧要，只要是短暂的、每天都可以做的、做的时候能够用上你所有感官（嗅觉、味觉、触觉、听觉、视觉）的。例如，从前门走向厨房时，专注于你家里的气味，观察地毯或窗帘上的图案，感受脚下物体表面的密度以及你走过地毯或地板时发出的声音。留心你放置钥匙或午餐袋的地方以及你放下它们时发出的声音。

当你在这些活动中练习正念时，请观察任何进入你脑海的念头，留意它们并为其做标签，然后将注意力转回到活动的感官细节上。若注意力飘走了，请轻轻地将其推回你当时正在做的事情的感官细节上。你或许想使用一些标志或信号来提醒自己以正念的方式行事。例如，如果你计划以正念的方式吃早餐，请制作一张纸餐垫，上面写上"正念"二字；假如你打算以正念的方式走上楼梯，请在阶梯上放置标志来提醒自己。若是你想要练习正念式步行回家，请选择沿途的房屋或店铺作为你的"正念"点，以提醒自己将注意力转移到正念式步行上。

在接下去的几天中，请试着锚定一些活动。你可以从单个的日常活动开始，然后将其练习一周，稍后再增加一个又一个活动。请尝试安排一整天的活动——上午、下午、晚上——这样你就可以全天练习正念活动了。

在下面的空行中，请列出你练习过的正念活动。哪些活动最容易锚定？哪些活动最难锚定？为什么？

接下来，我们将探讨另外两种非正式的正念练习，它们可以提高你注意力的灵活性。

练习：锚定"和"这个字

另一种锚定到当下时刻的方法是锚定到"和"这个字上。例如，在开车上班的路上，若你听歌或听新闻，则可以留神听歌词或新闻中"和"这个字。站在拥挤的餐馆里或乘巴士去工作时，你可以注意听周围人对话中的"和"。步行去上班时，你可以留意周围环境中的标志或广告牌上的"和"。这个简单的技巧能把你拉回到当下时刻。

在接下去的几天里，请试着锚定"和"这个字。然后描述你锚定"和"的几种方式。哪些活动最容易锚定？哪些活动最难锚定？为什么？

_____

_____

_____

_____

练习：一次锚定一件事

练习正念的另一种方法是锚定你正在做的事情。如果你像大多数人一样，很少一次只做一件事，比如，边吃早餐边浏览新闻，洗碗时听收音机，刷牙时想着昨天或明天，那么，要确保你正在做的只有一件事情。

通过放慢速度，一次只做一件事，并以正念的方式去做，你在每一天的一整天都会有很多机会来培养灵活的注意力。当你感到不堪重负且焦虑烦闷，或者筋疲力尽且情绪低落时，请放慢速度，留心你正在进行的活动，只留意这个活动，其他都视而不见。为了能更深入地了解该活动，要对它保持好奇心。真正的洗碗体验是怎样的？注意水在你手上的感觉，注意水面上气泡爆开的样子，注意流水的声音，注意你的手、手臂、背部在洗碗时所做的特定动作。

对于将注意力从正在困扰你的有关未来或过去的念头中转移出来，把注意力锚定在单一事情上是有帮助的，锚定在一件事情的细节上会放慢你的思维。

在接下来的几天中，请试着将你的注意力锚定在某一项活动上。然后，描述几个你以正念方式练习过的活动。哪些活动最容易锚定？哪些活动最难锚定？为什么？

_____

_____

_____

_____

> **长话短说**
> ———
>
> 正念是一项可以对抗僵化注意力的重要技巧，僵化

注意力会维持你的焦虑和抑郁情绪。学会与情绪反应脱钩能让你的大脑和身体平静下来，有助于你更清晰、更准确地看待这个世界和你自己。在学着锚定当下时刻时，请记住：

◆ 培养灵活的注意力可以对抗使你焦虑的有关未来的习惯性假定推测，也可以对抗让你消沉的有关过去的习惯性遗憾和失望。

◆ 培养灵活的注意力能提升你的自信心，那样你就能够耐受强烈的焦虑和抑郁情绪。

◆ 培养灵活的注意力可以增强你对情绪来来去去的意识和知觉——关注点可以从当下感觉真实的东西转变为有关过去、未来及你自己确实真实的东西。（关注真实的状况，而非感觉，会减轻焦虑和抑郁情绪）

第 6 章

培养灵活的思维

僵化的思维会导致过度焦虑和抑郁。正如在第 2 章中所了解到的，僵化的思维使你很难跳出自己的情绪反应，看清事情的本来面目。僵化的思维——而非思维本身——会加剧你的焦虑、抑郁情绪。借助一些练习，你可以学会打开自己的思维，以一种更加均衡、更加有益的方式看待你的生活和你自己。打开思维是打开生活的重要一步。

◎ 无意识思维

我们的大脑会无意识地对事件自动做出解释并赋予其意义，以提高我们生活在复杂而快节奏的世界中的能力。例如，走在人行道上时，你听到玩滑板者快速接近的声音，非常重要的是，你的大脑会聚焦于滑板的速度和方向，而不是其颜色或骑手的高矮。聚焦于滑板的速度和方向能帮助你迅速判断这种情况是否危险，这样你就可以选择是让路还是继续走。

偏向、解释、意义

对于任何特定的情境或事件，你的大脑都会无意识地自动聚焦于某一方面，而非另一方面——这样，它就会形成某种无意识的、自动的信息处理偏向。例如，在亚尼内与其孩子参加的生日派对上，另外一位妈妈微笑着对她说："这件毛线衫很漂亮，我喜欢你穿这种颜色。你知道你袖子上粘了一点奶酪吗？"然后她去拿来一条湿巾让亚尼内擦干净。这位妈妈走开后，亚尼内唯一能关注的就是那个女人指出她毛线衫上粘了奶酪。因为亚尼内处于抑郁状态，她的大脑专注于一件事（通常是消极的），而非另一件（通常是积极的）。在这个例子中，她聚焦于"粘了奶酪"这句话，而不是对她毛线衫的赞美。

除了专注于某件而不是另一件事情，你的大脑还会无意识地自动解释事件。例如，对于那位孩子妈妈指出她毛线衫上粘了奶酪，亚尼内可能会将其解释为是自己无能的证据（"我怎么了？我甚至连吃东西都弄得一塌糊涂"）。作为另一种选择，亚尼内也可以将这句提醒解释为那个女人喜欢她，想和她做朋友（"她真的很喜欢我毛线衫的颜色；她欣赏我在艺术方面的品位；我很高兴她指出了我衣服上粘着奶酪的问题，并试图帮助我擦干净"）。或者她也可以选择完全不以任何其他含义的方式来解释这句话，只是随它去（"哇，这有点尴尬。不过这类事会发生在每个人身上，没什么大不了的"）。

最后，你的大脑会为那些让它们看起来比实际上更重要的事件赋予意义。例如，关于毛线衫上粘着奶酪那句话，亚尼内将其理解为自己是一个邋遢、令人讨厌的妈妈（"我是个懒惰而粗俗的家伙，照顾不好自己和孩子"）。亚尼内也可以将"粘着奶酪"视为一个单独的事件（"啊呀！孩子的生日派对真是疯狂，很难集中注意力。下次在点心桌旁吃东西时我会更加小心"），而不是理解为自己有性格缺陷。

如果你挣扎于过度的焦虑或抑郁情绪，就会发展出一种无意识的、僵化的倾向——常常以极端或悲观的方式来解释事件。这种僵化的思维模式会让你很难走出自己的焦虑或抑郁情绪，从而无法以更合理、更有益的方式看待这个世界和你自己。

灼热思维

你的僵化思维模式可能涵盖很多不同的无意识思维，但并非所有的思维都是一样的。有些思维或评价会让你比其他人更加感到焦虑或沮丧，部分原因是，有些评价比其他评价具有更多的负面含义。灼热思维（hot thoughts）是指加剧你焦虑和抑郁情绪的评价。首先学会如何识别灼热思维对你至关重要，一旦识别出灼热思维，你就能有效地检视该思维在特定情境下是否有意义。

箭头向下技术（downward arrow technique）是一种可用于识别灼热思维的简单策略［伯恩斯（Burns），1980 年］。其内容包括：捕获某个特定的抑郁或焦虑思维，然后探索是什么激发了这一思维，直到你识别出自己相信或害怕的东西的根本。这有点像剥洋葱，其中一个思维或评价恰恰就在它上面那个思维或评价的下面。

　　利用图6-1所示的《识别灼热思维》，罗萨里奥只用了几步就识别出了自己的灼热思维。首先，她写下自己的无意识思维或评价："假如他看见我脸红了该怎么办？"然后，她回答与该无意识思维最直接相关的问题："如果这是真的，会发生什么？"罗萨里奥写下了答案："他会觉得我很怪异。"其后，她回答了与这个思维最直接相关的问题："接下去会发生什么？"她回答道："要是他觉得我很怪异，那么他会告诉所有其他教职员工。"罗萨里奥继续提问、回答，直到触及最终的根本性思维，这似乎是她演讲时

无意识思维：假如他看见我脸红了该怎么办

- 如果这是真的，这对我（或其他人）会意味着什么
- 如果这是真的，会发生什么
- 接下去会发生什么
- 为什么这对我很重要

下一层思维：他会觉得我很怪异

- 如果这是真的，这对我（或其他人）会意味着什么
- 如果这是真的，会发生什么
- 接下去会发生什么
- 为什么这对我很重要

下一层思维：要是他觉得我很怪异，那么他会告诉其他教职员工

- 如果这是真的，这对我（或其他人）会意味着什么
- 如果这是真的，会发生什么
- 接下去会发生什么
- 为什么这对我很重要

下一层思维：我将不得不辞职

- 如果这是真的，这对我（或其他人）会意味着什么
- 如果这是真的，会发生什么
- 接下去会发生什么
- 为什么这对我很重要

下一层思维：我永远也找不到自己喜爱的工作，余生将过得悲惨且压抑

图6-1　罗萨里奥的《识别灼热思维》

害怕脸红的极端反应。这就是使其成为灼热思维的原因!

现在,拿出几张你的《情绪 ABC 工作表》(表 3-6),利用空白的《识别灼热思维工作表》(图 6-2)来识别你的一些灼热思维。正如你将看到的,你最初的无意识思维通常只讲述了故事的一部分。当你剥离最初的无意识思维层时,就会开始明白你感到如此焦虑或抑郁的原因。

无意识思维:

- 如果这是真的,这对我(或其他人)会意味着什么
- 如果这是真的,会发生什么
- 接下去会发生什么
- 为什么这对我很重要

下一层思维:

- 如果这是真的,这对我(或其他人)会意味着什么
- 如果这是真的,会发生什么
- 接下去会发生什么
- 为什么这对我很重要

下一层思维:

- 如果这是真的,这对我(或其他人)会意味着什么
- 如果这是真的,会发生什么
- 接下去会发生什么
- 为什么这对我很重要

下一层思维:

- 如果这是真的,这对我(或其他人)会意味着什么
- 如果这是真的,会发生什么
- 接下去会发生什么
- 为什么这对我很重要

下一层思维:

图 6-2 识别灼热思维

◎ 思维陷阱

思维陷阱是指你以特定的方式反复无意识地解释事件的倾向。思维陷阱就像道路上压得很深的车辙，其形成的原因是你多年来一直以相同的方式一遍又一遍地解释事情。打破惯例并不总是那么容易。因此，思维陷阱是僵化思维的标志——正如你到目前为止所知道的，僵化的思维会加剧你的焦虑和抑郁情绪，并使之持续存在。

要想了解思维陷阱是如何起作用的，请回想一下亚尼内的"粘着奶酪"事件。谁没有过掉点食物在腿上或袖子扫过汤的时候呢？有人指出问题是好事，那样我们就可以在吃自助餐时更加当心。然而，这件事却触发了亚尼内的抑郁情绪，因为她过于关注这个过失，而忽略了那位妈妈的赞美。

就这样，亚尼内过滤掉了重要信息，如果她接受了这些信息，本可以帮助自己感觉更好（或至少没那么沮丧）。一旦情绪低落，其他无益的念头就在她的脑海中闪过："我怎么了？我甚至连吃东西都弄得一塌糊涂。"她由此陷入了僵化思维模式，该模式加剧并维持了抑郁的存在。

在培养灵活思维的过程中，最重要的一步，也许是要认识到你何时陷入了陈旧的、僵化的思维陷阱，这些陷阱会给你的焦虑或抑郁情绪火上浇油。思维陷阱有很多种，不过加剧过度焦虑或抑郁情绪的最常见的陷阱是：妄下结论（jumping to conclusions）、前景黯淡（doom and gloom）、最坏打算（thinking the worst）。

妄下结论

在妄下结论时，你会高估坏事发生的可能性：你的婚姻会失败，你会患上可怕的疾病，你将死于惊恐发作，你永远不会有好事发生。当坏事可能发生时，这种思维模式非常有帮助，因为它会令你做好准备来应对坏事，或者也许能完全避免其发生，这是你情绪大脑（emotional mind）所处的最佳状态。

然而，在最糟糕的情况下，你的大脑会反复预测那些不会发生的坏事。你因此会没来由地感到过度焦虑和抑郁。例如，罗萨里奥固执地妄下结论，认为她脸红时人们可以看到，其实没有任何证据表明，其他人觉得她的脸红很明显。同样，亚尼内也妄下结论：她将一直孤单单一个人，因为她的婚姻失败了，而没有考虑到非常合理的部分——单身意味着她有朝一日会找到新的有意义的亲密关系。

请写出几个例子：在感到焦虑或抑郁时，你的脑海中闪过的一些"妄下结论"的念头。

_____

_____

_____

_____

前景黯淡

如果"妄下结论"模式还不足以让你白白遭受焦虑或抑郁，

那么你还可能发生这种情况——过度关注错误结论，因而拒绝接纳挑战这些结论的证据。例如，当罗萨里奥妄下结论，认为人们会注意到她脸红时，她过度关注这个特定的结论，而不考虑其他原因或解释（比如人们似乎根本没注意到她脸红了）。这种动辄就要预测自己会遭厄运的悲观模式是罗萨里奥倾向于解释或看待事情的方式。当她事事都专注于黯淡前景时，就很难看到能反驳这种让她焦虑的结论的证据。人们和她说话，对她微笑，最重要的是，他们几乎从未问过她是否感觉还好，而如果有人看到她脸红，则很自然会提出这个问题。

亚尼内陷入了一种令人产生无望、忧郁情绪的思维模式。当想起她前夫时，她聚焦于他身上那些自己喜欢的品质，而过滤掉了很多让他们的共同生活过得费劲的负面特点。在想到自己作为母亲时，她只看到那些自己暴躁易怒、太累而不能和孩子们玩耍的时刻，而看不到更多时候——自己在为他们读书，和他们打牌，带他们去动物园。罗萨里奥和亚尼内专注于特定而非其他结论上的时间越多，她们感受过度焦虑和抑郁的时间就越长。

请写出几个例子：在感到焦虑或抑郁时，你的脑海中闪过的一些"前景黯淡"的念头。

_____

_____

_____

_____

_____

最坏打算

这种思维陷阱是指你认为有可能发生的最糟糕的事情将会发生的倾向。往最坏里想意味着你的大脑倾向于认为自己劫数难逃。换言之，当最糟糕的事情发生时——而且你相信它必定会发生——那绝对会很可怕。例如，罗萨里奥认为，假如她脸红——而且她相信自己一定会脸红——她的校长会解雇她，因为脸红是她不称职的表现。尽管更有可能出现的是灾难性小得多的后果，但她相信最糟糕的情况非常有可能发生。而对于亚尼内，闪过她脑海的最糟糕结论是她将孤独地度过余生。

此外，当你认为有可能发生的最糟糕的事情绝对会发生时，那么你也会相信，你将无法应对它。例如，假如你考试挂掉了，可能会认为，自己永远也无法从这次挫败中恢复过来——你会蜷缩成一团（心情很不好），放弃学业和自己的梦想，无法应付自己的失望情绪或老师、家长、朋友的意见。而我们所有人都会经历挫折，我们都会犯错，并且糟糕的事情确实会发生，大多数时候我们能够处理这些事件。但是，当你低估自己的应对能力时，即便是一件小事也可能变成一场灾难——至少在你的情绪大脑中会这样。

妮娅认为自己无法承受失去男朋友皮特这件事，这使得她很难享受二人时光。尽管他们俩相处得很好，但关系确实还是结束了。妮娅相信，她无法应对失去皮特这一点只会让很困难的事情变成真正的灾难。亚尼内认为，自己无法应对没有伴侣的生活，这让她觉得生活不堪忍受，毫无希望。

请写出几个例子：在感到焦虑或抑郁时，你的脑海中闪过的一些"最坏打算"的念头。

_____

_____

_____

_____

_____

并不是说这些思维模式不好或糟糕，只是说它们是僵化的——一旦你陷入这种思维模式，就很难摆脱出来。然后你就会卡在焦虑和抑郁情绪的死循环里，这些情绪会拖你的后腿，使你的生活举步维艰，困难重重。培养更灵活的思维的第一步，是要学会留意自己何时跌进了这些思维陷阱之一，并标记是哪一个。

要想了解如何做到这一点，请查看表 6-1 所示的亚尼内的《识别思维陷阱工作表》。请注意，她感到焦虑、抑郁甚至内疚，这取决于她在当时情境下的思维。

表 6-1　亚尼内的《识别思维陷阱工作表》

日期/时间	情境	灼热无意识思维	情绪	思维陷阱
4月2日，下午6点	在父母家，瞧见杰克逊看我姐姐/妹妹苏珊的样子	我永远也找不到像杰克逊爱苏珊那样爱我的人	伤心	□ 妄下结论 ☑ 前景黯淡 □ 最坏打算

续表

日期/时间	情境	灼热无意识思维	情绪	思维陷阱
4月4日，下午1点30分	我正在购买生活用品，劳拉邀请我周五参加聚会	我受不了人们知道本离开了我，他们会认为我是失败者	焦虑	☑ 妄下结论 □ 前景黯淡 □ 最坏打算
4月4日，下午5点	在和杰克下跳棋，他笑着，玩得很开心	我是个糟糕的妈妈，我的孩子需要我，可我只想着自己	内疚	□ 妄下结论 □ 前景黯淡 ☑ 最坏打算

看完这个例子后，就轮到你自己了（请填写表6-2）。请写下你每次感到焦虑或抑郁时的无意识思维（你的脑海中闪过了什么念头），并描述发生这种情况时你所处的情境，然后在最能描述该无意识思维的思维陷阱旁打钩。有时可能有一个或多个思维陷阱会影响你的情绪反应，如果是这种情况，请勾选所有适用的选项。

表 6-2　识别思维陷阱工作表

日期/时间	情境	灼热无意识思维	情绪	思维陷阱
				□ 妄下结论 □ 前景黯淡 □ 最坏打算
				□ 妄下结论 □ 前景黯淡 □ 最坏打算

续表

日期 / 时间	情境	灼热无意识思维	情绪	思维陷阱
				☐ 妄下结论 ☐ 前景黯淡 ☐ 最坏打算

◎ 不要责怪你的大脑

一旦察觉到自己的思维陷阱，你可能会责怪自己的大脑以这种方式运转。你或许会想："真不敢相信，我又掉进了那个思维陷阱。我真是个白痴。"这只会让事情变得更糟。你越是因为自己大脑的运转方式而责备自己，就越会试图控制或排斥这些想法，你的思维模式就会变得越发僵化。

请不要说这类话来责怪自己的大脑："我就是会一直翻来覆去地想着同样的事情，我真是个失败者"，而是要努力接纳自己的大脑以及它用这种方式产生思维的惊人能力。请提醒自己，你正在运用的只是一种思维方式，你还有其他的思维方式可供采用。你在第 5 章学到的正念策略会帮助你做到这一点。在冥想时，要感谢你的大脑产生了这些思维，而不要因为大脑做了它该做的事情而责备它。

请写下当你责备自己的大脑跌入思维陷阱时闪过你脑海中的念头。

现在，重新组织你刚刚写下的东西。请写一两句话，接受你的大脑就是这样运转的，你没有错（例如，"我的大脑有时就是这么工作的，这不是我的错。我正在尽我最大的努力以不同的方式思考问题，这需要花一点时间"）。

练习：针对想法绕远路

除了以正念的方式观察无益的无意识思维，你也可以通过针对其"绕远路"而让自己远离它。针对想法绕远路是指用更长、更冗余的文字来描述自己的想法、躯体感受或冲动——这样做时会减轻该想法对你的影响。

例如，如果你有这样的描述简短、令人害怕的焦虑想法："假如我丢了工作该怎么办？"则可以通过针对其绕远路来让自己远离它："我的脑海中又一次出现了那种非常熟悉、非常恐怖的想法——这个想法一遍又一遍地进入我的大脑，没有变化，没有价值——我可能会失去工作。"同样，你可以针对那些往往会让你心情变坏的想法绕远路："我的大脑再一次出现了非常熟悉、非常令人沮丧的想法——这个想法以同样的方式一而再再而三地进入我的脑海，既不真实，也不重要——我再也不会快乐了。"

针对想法绕远路可以在你与该想法之间制造一些距离，这样你就可以一览无余地看清该想法及其当时的情境。现在你来试一下。请写下一个当你感到焦虑或抑郁时出现在你大脑中的典型想法。

_____

_____

现在，请写出 4 ～ 6 个句子来实现针对该想法绕远路。

_____

_____

_____

_____

_____

◎ 灵活的思维策略

我们知道，过度焦虑和抑郁的人会掉入 3 个最常见的思维陷阱：妄下结论、前景黯淡、最坏打算。有一些特定的思维策略可用于对抗它们。这 3 个陷阱的关联性在于一个共同因素：它们体现出一种解释事件的僵化方法。你将要学习的每一种灵活思维策略都会帮助你开发出一种更灵活、适应性更好的方法来解释事件，从而减少你对这些事件的焦虑或抑郁反应的强度和持续时间。

练习：抓住它，检视它，改变它

　　这种灵活的思维策略很容易学习，并且结合了你已经学过的两种技巧（识别灼热无意识思维、挑战灼热无意识思维）。请使用如表 6-3 所示的《抓住它，检视它，改变它工作表》来练习这种灵活思维技巧。

表6-3　抓住它，检视它，改变它工作表

说明：你可以学着捕捉、检视、改变那些使你感到焦虑、愤怒、悲伤或内疚的想法。在"抓住它"一栏，请写下困扰你的想法；然后在"检视它"一栏，请写下对应你捕捉到的想法的思维陷阱；接着，仔细查看"改变它"一栏中的问题，看看你是否能有理由地得出新的想法，让自己感觉更好		
触发情境		
抓住它	在焦虑或抑郁情绪刚要到来之前或经历期间，有哪些单词、短语或图像闪过了我的脑海？我最害怕的是什么？这些思绪对我、我的生活或我的未来意味着什么	
情绪		情绪强度（0～100分）	
		相信程度（0～100%）	

续表

说明：你可以学着捕捉、检视、改变那些使你感到焦虑、愤怒、悲伤或内疚的想法。在"抓住它"一栏，请写下困扰你的想法；然后在"检视它"一栏，请写下对应你捕捉到的想法的思维陷阱；接着，仔细查看"改变它"一栏中的问题，看看你是否能有理由地得出新的想法，让自己感觉更好		
检视它	识别思维陷阱	☐ 妄下结论 ☐ 前景黯淡 ☐ 最坏打算
改变它	我是否能百分之百确定这个事件或后果会发生？还可能有其他解释吗？有什么证据能证明这个想法是对的？情况真的有这么严重吗？我会和曾经身处此境的朋友说些什么？有没有更有益的方式来考虑这个事情？有没有其他更符合相关证据的看法	
情绪		情绪强度 （0～100分）
		相信程度 （0～100%）

　　第1步：抓住它。这意味着你要捕捉到加剧你焦虑或抑郁情绪的灼热无意识思维。所以，当你感到焦虑或抑郁时，请检视自己的思维。你正在想什么？是这些想法让你感到抑郁或焦虑吗？哪个想法属于灼热无意识思维？若你不确定某个想法是否灼热，请使用箭头向下技术。请在工作表上提供的空白处写下这个灼热

无意识思维。

假如你抓住了好几个灼热无意识思维，请将它们全都写下来。

第2步：识别情绪。然后用0～100分之间的数字为情绪强度评分，其中，100分表示你能想象到的最强烈的焦虑或抑郁情绪，0分表示你完全感觉不到焦虑或抑郁。

第3步：评估相信程度。请评估你对该灼热无意识思维是否真实的相信程度，用0～100%表示，其中，100%意味着你完全相信该无意识思维是真实的，0则指你根本不相信它是真的。如果你有多个想法，请给所有的想法都评分。最热的灼热无意识思维将是你坚信其为最真实的那一个。你会聚焦于该无意识思维，因为你越相信某个无意识思维的真实性，与该想法相关的情绪就会越强烈。

第4步：检视它。请留意该灼热无意识思维是否是思维陷阱。该想法是3种常见思维陷阱（妄下结论、前景黯淡、最坏打算）的例子吗？这3种思维陷阱有相当多的重叠情况，所以，如果它们看上去全都符合的话，可以全部勾选。

第5步：改变它。现在你可以改变该灼热思维了，方法是，实事求是地仔细检视该事件或结果，是否有可能发生或是否有可能为真。该想法的确是真实的吗？你是否有证据说明其为真？有证明该想法不真实的证据吗？有朋友会以相同的方式考虑这个事件或情况吗？这个想法会让你的生活更轻松还是更艰难？这个想法是在帮助还是妨碍你的人生目标？

质疑自己的思维可能会很困难，因为你对这些想法有可能比较熟悉，而且让人"感觉"是真实的。然而，仅仅因为某些东西感觉是真实的，并不意味着其确实是真实的。请在工作表上提供的空白处写下新的、更有帮助的想法。

第6步：重新评估情绪。既然你已经有机会仔细思考该想法的准确性或有益性，那么就用0～100之间的数字重新评估一下情绪，其中，100分表示你能想象到的最强烈的焦虑或抑郁情绪，0分表示完全感觉不到焦虑或抑郁。

第7步：重新评估相信程度。用0～100%之间的百分比评估你是否相信该无意识思维是真实的，其中，100%意味着你完全相信该无意识思维是真实的，0则指你根本不相信它是真的。

搞定，一共就这7步！

为了帮助你开始这个练习，请先查看马特奥和亚尼内已经完成的工作表（表6-4）。处于焦虑状态的马特奥识别出了所有3种思维陷阱（前景黯淡、妄下结论、最坏打算）。然后，他马上用新的想法或应对反应来对抗焦虑性无意识思维，这些新想法和反应不仅更加准确，而且也更有帮助。在这个过程中，马特奥给自己的思维增加了一些灵活性，感觉没那么焦虑了。

表6-4 马特奥的《抓住它，检视它，改变它工作表》

说明：你可以学着捕捉、检视、改变那些使你感到焦虑、愤怒、悲伤或内疚的想法。在"抓住它"一栏，请写下困扰你的想法；然后在"检视它"一栏，请写下对应你捕捉到的想法的思维陷阱；接着，仔细查看"改变它"一栏中的问题，看看你是否能有理由地得出新的想法，让自己感觉更好
触发情境　　　　　　与合伙人一起参加社交活动

续表

说明：你可以学着捕捉、检视、改变那些使你感到焦虑、愤怒、悲伤或内疚的想法。在"抓住它"一栏，请写下困扰你的想法；然后在"检视它"一栏，请写下对应你捕捉到的想法的思维陷阱；接着，仔细查看"改变它"一栏中的问题，看看你是否能有理由地得出新的想法，让自己感觉更好		
抓住它	在焦虑或抑郁情绪刚要到来之前或经历期间，有哪些单词、短语或图像闪过了我的脑海？我最害怕的是什么？这些思绪对我、我的生活或我的未来意味着什么	我会在合伙人面前晕倒，这会终结我的职业生涯
情绪	恐惧、焦虑	情绪强度（0 ~ 100分） 80分
		相信程度（0 ~ 100%） 90%
检视它	识别思维陷阱	☑ 妄下结论 ☑ 前景黯淡 ☑ 最坏打算
改变它	我是否能百分之百确定这个事件或后果会发生？还可能有其他解释吗？有什么证据能证明这个想法是对的？情况真的有这么严重吗？我会和曾经身处此境的朋友说些什么？有没有更有益的方式来考虑这个事情？有没有其他更符合相关证据的看法	我以前头晕过数百次，但从未昏倒过。就算我真的昏倒了，合伙人也不会解雇我。他们可能会问我是否还好，我会告诉他们，我因为有了新宝宝而太累了。头晕是我焦虑引起的，这并不意味着我会昏倒

续表

说明：你可以学着捕捉、检视、改变那些使你感到焦虑、愤怒、悲伤或内疚的想法。在"抓住它"一栏，请写下困扰你的想法；然后在"检视它"一栏，请写下对应你捕捉到的想法的思维陷阱；接着，仔细查看"改变它"一栏中的问题，看看你是否能有理由地得出新的想法，让自己感觉更好		
情绪	焦虑	**情绪强度** （0 ~ 100分）	20分
		相信程度 （0 ~ 100%）	35%

亚尼内则有抑郁障碍（表 6-5），她识别出了一个聚焦于负面的灼热无意识思维，显示她掉进了"前景黯淡"思维陷阱。亚尼内能够仔细考虑她的思维问题。在这个过程中，她摆脱了自己的模式——过度关注自己对婚姻破裂所负的责任。她感觉好多了，因为现在，她思维的平衡性和准确性都较高了。

表 6-5 亚尼内的《抓住它，检视它，改变它工作表》

说明：你可以学着捕捉、检视、改变那些使你感到焦虑、愤怒、悲伤或内疚的想法。在"抓住它"一栏，请写下困扰你的想法。然后在"检视它"一栏，请写下对应你捕捉到的想法的思维陷阱。接着，仔细查看"改变它"一栏中的问题，看看你是否能有理由地得出新的想法，让自己感觉更好	
触发情境	想起杰克把他的东西从家里搬了出去
抓住它	在焦虑或抑郁情绪刚要到来之前或经历期间，有哪些单词、短语或图像闪过了我的脑海？我最害怕的是什么？这些思绪对我、我的生活或我的未来意味着什么	杰克不开心都是我的错。我真是个失败者。他离开我是对的

续表

说明：你可以学着捕捉、检视、改变那些使你感到焦虑、愤怒、悲伤或内疚的想法。在"抓住它"一栏，请写下困扰你的想法。然后在"检视它"一栏，请写下对应你捕捉到的想法的思维陷阱。接着，仔细看看"改变它"一栏中的问题，看看你是否能有理由地得出新的想法，让自己感觉更好

情绪	悲伤、无望	情绪强度 （0～100分）	90分
		相信程度 （0～100%）	80%
检视它	识别思维陷阱	□ 妄下结论 ☑ 前景黯淡 ☑ 最坏打算	
改变它	我是否能百分之百确定这个事件或后果会发生？还可能有其他解释吗？有什么证据能证明这个想法是对的？情况真的有这么严重吗？我会和曾经身处此境的朋友说些什么？有没有更有益的方式来考虑这个事情？有没有其他更符合相关证据的看法	杰克说他正经历中年危机，这与我无关，我也不开心，也有离开的念头，所以也许这不完全是我的错；我会告诉朋友，当人们分手时，几乎从来都不只是一个人的错；杰克对自己的职业生涯不满意，并说他不适合当父亲	
情绪	悲伤、内疚	情绪强度 （0～100分）	35分
		相信程度 （0～100%）	30%

针对"妄下结论"的灵活思维策略

"妄下结论"时，你倾向于以某种特定的方式预测事件。我们所

有人都会这么做，所以说，我们都有一个预测器（predictometer）。正如你所了解到的，问题并不在于你有预测器，而在于它屡屡预测得不准确。换言之，当你挣扎于过度焦虑或抑郁时，你有一个僵化的预测器。接下来的两个练习将帮助你把你的预测器的灵活性提高一些，这样你就能学会更准确地预测事件和结果。

因为你的思维模式让你受困于以特定的方式看待事情，所以你可能不会经常停下来问自己两个重要的问题："我正在做什么预测？""这个预测有多大可能是准确的？"有时候，仅仅是意识到你的预测器运转失常，就足以为你的思维增加一些灵活性，帮助你改变过度关注负面结果的倾向。在开始下一个练习之前，让我们来看看妮娅和亚尼内是如何既跟踪他们的预测，继而追踪这些预测的准确性的。

在两周的时间里，有关找工作、健康、家庭福利及世界状况，妮娅记录下了自己做出的所有最坏情况的预测。在她所做的 7 个焦虑性预测中，只有一个成真了（她的感冒传染给了她母亲）。妮娅接着又使用了几周如表 6-6 所示的《预测工作表》。随着错误预测数量的增加，她看到，自己预测坏事会发生的频率是多么高，而其实际发生的频率又是多么低。了解到这一点有助于她不再把自己的焦虑太当回事，这使她的思维提高了一些灵活性。

表 6-6　妮娅的《预测工作表》

何时会发生什么 负面事情	你相信的程度 （0 ~ 100%）	实际发生了什么	勾选错误 预测（√）
医生会告诉我，我脸上的痣是癌性的	85%	医生告诉我，那颗痣不是癌性的	√

续表

何时会发生什么 负面事情	你相信的程度 （0～100%）	实际发生了什么	勾选错误 预测（√）
今晚会有人撬开我的车	100%	昨晚没人撬开我的车	√
妈妈会感染上我的感冒，而且会病得很重	90%	我妈妈感染了我的感冒，而且挺厉害，不过她很快就康复了	
老板会解雇我，因为我迟到了10分钟	80%	她要我尽量不要再迟到，并对我微笑。她没有解雇我	√
老板会解雇我，因为她孩子吃完晚饭回来后还醒着	70%	我解释道，我让他们上了床，和他们待在一起，可他们睡不着。老板很友善，能够理解。她没有解雇我	√
妈妈打来电话，我知道她要告诉我，我姐姐/妹妹出车祸了，或者她发生了别的不好的事情	70%	她和我闲聊并告诉我，我的姐姐/妹妹及所有家人都很好	√
我太累了，我将无法做我的工作了	80%	我很累，但孩子们和我老板似乎没有注意到	√

如果你抑郁，也可能过度预测负面结果，比如，预测你根本不喜欢参加活动，或者你不能把工作任务做好。请看一下亚尼内的《预测工作表》（表6-7）。亚尼内注意到，她倾向于预测自己根本不喜欢参加活动，但记录显示，她通常有点喜欢参加活动。

虽然她肯定不像变得像抑郁之前那样喜欢做某些事情，但她确实还是有点喜欢做事情的。了解到这一点会给亚尼内以鼓励，鼓励她多做一点，随着时间的推移，她开始感觉好多了。

表6-7　亚尼内的《预测工作表》

何时会发生什么负面事情	你相信的程度（0～100%）	实际发生了什么	勾选错误预测（√）
我根本不会喜欢和格洛丽亚一起制作剪贴簿	95%	有些时候，我真的喜欢和格洛丽亚一起制作剪贴簿并聊天	√
我根本不会喜欢和孩子们一起玩《去钓鱼》（纸牌游戏）	90%	孩子们累了，所以有时候会令人沮丧，但在某种程度上，我确实玩得很开心	√
我不会在"女孩之夜"活动中找到任何乐趣	80%	我不像昔日那样玩得开心了，但也有感觉还好的时候	√

练习：检查你预测的准确性

在接下去的两周中，每次预测到负面结果时，比如，要失去工作或根本不会喜欢参加活动，请将该预测记录在空白的《预测工作表》（表6-8）中。然后，指出你对该预测的相信程度（0～100%，其中100%表示你相信预测完全准确），外加实际发生的事情。如果你的预测是错的，请在旁边打钩。

表 6-8　预测工作表

何时会发生什么负面事情	你相信的程度（0～100%）	实际发生了什么	勾选错误预测（√）

　　一旦用过几周《预测工作表》，你就可能了解到自己日常妄下负面结论的一些倾向。然而，你并非只有最近几周或几个月才以这种方式思考，你很有可能多年来一直都是这样想的。到目前为止，每天妄下负面结论已经成为你的第二天性。这就是僵化思维的重要体现。要想弄清楚你妄下负面结论的真实倾向，计算你的

效度商数（validity quotient，有效预测量与总预测量的比率）会有所帮助（摩西、巴罗，2006 年）。

练习：计算你的效度商数

为了计算你的预测的效度商数，请估算过去的 5 年（或一两年）里你做出特定负面结论预测的总次数（比如，"老板明天会炒我鱿鱼""我会搞砸正在做的事情"）。将该数字填入如表 6-9 所示的《效度商数工作表》。接下来，估算该结论成真的总次数，并填入该表。将预测成真的次数除以负面预测的总次数并乘以 100，然后将结果填入该表中，这就是你的效度商数。对于你过去曾做过的关于各种各样事情的所有负面预测，你都可以计算其效度商数。

表6-9 效度商数工作表

预测次数	效度商数
Q1：过去 5 年间，这项预测我做过多少次	
Q2：过去 5 年间，这项预测成真了多少次	
效度商数（Q2/Q1）× 100%	

妮娅的工作是保姆，她计算了一下关于老板会解雇她的预测的效度商数。妮娅估计，她每月至少有 3 次预测老板会因为这样或那样的原因要解雇她。每月 3 次，一年 12 个月，一共 5 年——那就是 180 个让人提心吊胆的预测。过去 5 年里，妮娅有过好几个老板，但没有一个曾解雇她，而且她从他们那里都得到了非常

正面的推荐。因此，她的效度商数是 0/100，即 0。

妮娅的效度商数引起了她自己的注意。她从未停下来考虑过自己预测的准确性，每一次预测在当时对她来说似乎都非常真实。自那以后，每当感到焦虑时，妮娅就使用效度商数来重置自己的预测器。她还计算了其他担忧（或预测）的效度商数，比如对自身健康、家人安全及与男友关系的吓人预测。

亚尼内计算了有关做任何尝试都会失败的预测的效度商数。在过去一周中，该效度商数是 22%，但在计算过去一年的数值时，结果仅为 5%。亚尼内现在看到，这个预测的最终效度（有效性、准确性）是多么低，尽管它常常会影响她每天的感受。她还意识到，过去一周内较高的效度可能是因为她的抑郁，这使得她难以开始并完成任务。

针对"前景黯淡"的灵活思维策略

"前景黯淡"意味着你的情绪大脑时常倾向于对事件匆忙做出骇人或负面的解释，然后锁定它们。当事件处于不确定、不明朗状态时尤其如此，因而可以用好几种方式来加以解释。假如你患有社交焦虑症（即在社交场合会变得非常焦虑），就会明白，当你把某人脸上的表情解释为他们对你不满意或觉得你怪异、乏味、烦人时，会发生什么。也许他们这样想，也许他们不这样想，你怎么能确定呢？然而，一旦你的情绪大脑抓住了负面解释不放，就很难说服你的大脑放手。

你可以学着让大脑放松对负面解释的控制，方法是，教它退后一步，重新考虑。如果你加以尝试，就有可能从其他角度来看待任何情况。例如，在一个大剧院里，观看舞台的视角有很多——如中层楼、二楼正座、花坛正上方一层——每种视角都略有不同。因此，观看舞台的每一个视角都会带来不同的体验。罗萨里奥和亚尼内运用剧院楼厅视角（View from the Balcony）工具来探索他们的负面思维习惯。让我们先来看看他们是如何填写工作表的，然后你再开始做你自己的。

罗萨里奥使用如表 6-10 所示的《剧院楼厅视角工作表》来仔细检查她的解释，即她的校长看到她脸红时会觉得她很怪异。另一方面，亚尼内用该工作表（表 6-11）来检视她的解释——她会毁掉所尝试的一切。

表 6-10　罗萨里奥的《剧院楼厅视角工作表》

描述事件或情境	和校长说话时感觉自己脸红了	
描述我的剧院楼厅负面视角（焦虑或抑郁性解释）	他会觉得我很怪异，因为我脸红了	相信程度（0 ~ 100%）之前
		95%
		相信程度（0 ~ 100%）之后
		35%
剧院楼厅其他视角		该视角准确的可能性（0 ~ 100%）

续表

描述事件或情境	和校长说话时感觉自己脸红了	
他觉得我脸红是因为我在发烧，而且感觉不舒服		85%
他觉得我脸红是因为我很热情		85%
他觉得我脸红是因为我累了		75%
他觉得我脸红是因为我化妆了		65%
他觉得我脸红是因为我走得太快了		75%

表 6-11　亚尼内的《剧院楼厅视角工作表》

描述事件或情境	在安装会计系统以追踪员工带薪休假情况时犯了几个错误	
描述我的剧院楼厅负面视角（焦虑或抑郁性解释）	我会毁掉所尝试的一切	相信程度（0 ~ 100%）之前
		90%
		相信程度（0 ~ 100%）之后
		45%

续表

描述事件或情境	在安装会计系统以追踪员工带薪休假情况时犯了几个错误	
剧院楼厅其他视角		该视角准确的可能性（0 ~ 100%）
安装新的会计系统并非易事。我必定会犯一些错误		95%
我家人要我做这件事，因为他们相信我能做；他们并不指望我不会犯错		75%
我安装过别的会计系统，它们都运行良好		85%
虽然该软件有几个程序错误，但总体上运行得还可以		85%

练习：剧院楼厅视角

现在轮到你了。想象一下，你待在有关自己大脑给出的解释的剧院中，并在该剧院的不同区域间走动。从每一个有利位置看过去，你拥有的对前方舞台的视角都稍有差异。请使用空白的《剧院楼厅视角工作表》（表 6-12），遵循以下步骤来放松你的大脑对特定负面解释的控制。

1. 简要描述事件及你做出的与之相关的负面解释。

2. 对于你的解释，评估自己相信其准确的程度（0 ~ 100%，其中 100% 表示你完全相信）。

3. 运用头脑风暴，找出 5 ~ 10 个针对该事件的其他可能视角或解释。

4. 评估每一种不同解释准确的可能性（0 ~ 100%，其中 100% 表示其完全真实或准确）。

5. 重新评估你对该负面解释是准确的这一点的相信程度（0 ~ 100%）。在考虑到针对该事件的不同解释或视角时，你的相信程度是否有所降低？

表 6-12　剧院楼厅视角工作表

描述事件或情境		
描述我的剧院楼厅负面视角（焦虑或抑郁性解释）		相信程度（0 ~ 100%）之前
		相信程度（0 ~ 100%）之后
剧院楼厅其他视角		该视角准确的可能性（0 ~ 100%）

续表

描述事件或情境		

在练习"剧院楼厅视角"灵活思维策略时，你会注意到，自己能够更快捷、更容易地考虑到不同的解释。这是你正在培养更灵活的思维的标识。当思维变得更加灵活时，你就会开始感觉不那么焦虑和抑郁了，也不会那么频繁地随时跳进"前景黯淡"的思维陷阱中。

针对"最坏打算"的灵活思维策略

"最坏打算"是指你倾向于高估有可能发生的最糟糕的事情将会发生的可能性，而当其发生时，你会无法应对。低估你能够应对生活事件的可能性会助长焦虑、绝望、无望等情绪。在接下来的两个练习中，你将练习如何制订计划，以处理我们所有人在过着充实生活的过程中都会遇到的事件。

检视你过去应对事件的方式

从"最坏打算"思维陷阱中跳出来（去灾难化）的最快方法之一是说服自己——如果最糟糕的情况发生了，你能够应对。要想培养你能够应对的信心，检视你过去的应对方式会有所帮助。

大多数人都曾经历过困难时期并成功应对。然而，成功应对并不意味着你在渡过难关时不会感受到强烈的焦虑、悲伤、沮丧或痛苦。成功应对意味着你在承受自己情绪的同时，竭尽全力走出困境。

有些人指望自己能在处理困难情况时不会经历令人不适的情绪困扰。而且他们相信，如果自己感受到了焦虑或悲伤等情绪，一定不会应对得很好。这与事实相去甚远，"应对"是指熬过每一天，直到日子变得更轻松。你可能已经这样做过了，而回想过去你处理困难情况的方式可以增强你的信心——如果最糟糕的事情又发生了，你就能再次应对了。

妮娅之前为一名活动策划人工作，后来丢掉了这份工作，失业期间，她完成了如表 6-13 所示的《过去的应对方式工作表》。她喜爱这份工作，但没想到只做了 10 个月，公司就让她走人。她知道公司陷入了财务困境，或许这就是她被雇的原因，但她对此非常难过，并且责备自己。

表 6-13 妮娅的《过去的应对方式工作表》

过去的困境	我应对这一境况的方式
我丢掉了喜爱的工作	我给妈妈和姐姐 / 妹妹打了电话，她们来探望并陪了我几天，帮助我忘掉这件事。 我请我的老板写了一封推荐信，这封信写得很棒，让我的感觉好了很多。 我打电话给我最好的朋友，她帮助我更新了简历，还陪我去找工作。 我开始学习免费的瑜伽课，这有助于缓解我的压力。 我给那个活动策划公司的一些同事打了电话，他们提醒我，我丢掉工作是因为公司在裁员，而我是就职时间最短的员工

　　妮娅注意到，她应对这一挫折的一个重要方式是依靠朋友和家人。这样做让她一直很不自在，告诉朋友和家人自己丢了工作是件比较困难的事情。但是她可以看到，伸出手来请求他人的援助对她是多么有帮助，这些人可以在后续步骤中给予她支持与建议。意识到自己拥有一个强大且有爱心的支持系统后，她就不那么害怕有可能丢掉当前的工作了。

　　现在轮到你了。请回想你曾遇到的 5 个困境，然后利用空白的《过去的应对方式工作表》（表 6-14）来检视你当时应对这些困境的方式。对于每个困境，请写下你应对的具体方式；写下你曾给其打过电话的朋友的名字；记下你用于管理焦虑或悲伤的策略，比如，运动锻炼，使用药物，练习正念或投入到兴趣爱好中。

　　请记下你用来熬过那些日子的个人资源——你的研究技能，

你与他人谈判的能力，你理解复杂财务事务的能力。在度过这些危机的过程中，哪种应对策略最有帮助？你是否比别人更频繁地依赖于特定的应对策略，这种策略通常有用吗？你有没有尝试过任何之前从未用过或经常使用的策略，这些策略对你起了什么作用？

表6-14 过去的应对方式工作表

过去的困境	我应对这一境况的方式
困境 1:	应对方式 1:
困境 2:	应对方式 2:
困境 3:	应对方式 3:
困境 4:	应对方式 4:
困境 5:	应对方式 5:

制订计划以跳出"最坏打算"思维陷阱

如果你有一个跳出"最坏打算"思维陷阱的计划，就不会感到那么焦虑，而是抱有更多希望，因为如果最糟糕的事情发生了，你会有一个应对计划。想象一下，你正面临最坏的情况——患上了严重疾病、丢了工作、一段亲密关系即将结束——任何让你恐慌的灾难。尽管这可能很艰难，但你不准备认输投降——即便你认为自己会这样做。你打算努力去应对它——为了你自己，也为了那些在乎你的人。

　　妮娅填写了如表 6-15 所示的《跳出"最坏打算"思维陷阱计划工作表》，因为她一直担心男友皮特会和她分手。皮特没有表现出他对妮娅或他们俩的关系不满意的迹象，但这并没能阻止妮娅的脑海中每天闪过各种细节——皮特会在何时、以何种方式告诉她他已经受够了。实际上妮娅知道，唯一动摇她和皮特之间关系的是她自己无法停止对分手的担忧。她认识到，真正加剧她担忧的想法是她认为，如果有一天她和皮特真的分手了，自己无法承受孤独和悲伤。

表 6-15　妮娅的《跳出"最坏打算"思维陷阱计划工作表》

描述对最坏情况的预测	我男朋友会离开我，因为我真是一团糟	之前的应对能力（0 ~ 100%）
		20%
我有哪些优势和资源可以帮助自己应对	我以前遭受过损失并幸免于难。我很机灵，思维敏捷。我有支持自己的家庭和朋友圈。我很容易认识人。人们喜欢我，觉得我有趣。我工作努力。我有积蓄，必要时可以用	
我能做些什么来帮助自己应对	我可以用我的积蓄休几天假，和朋友一起出去玩。我可以用一些已经学会的工具来让自己的身心平静下来。我喜欢"剧院楼厅视角"工具，这个会有帮助。我也喜欢正念工具，它们将有助于我保持专注和冷静。也许我会加入某个俱乐部，或者做一些因为皮特不感兴趣所以我从未做过的事情，那会帮助我不再去想念他	

续表

我能对自己说些什么来帮助自己应对	我是个幸存者，以前经历过多次分手，每一次都很痛苦，但我全都挺过来了。我有爱着我的朋友和家人。皮特是个好人，即使我们分手，我也知道他会以体面的方式做这件事，我们甚至可能继续做朋友	
我能与谁交谈或寻求支持来帮助自己应对	我会打电话给妈妈和姐姐／妹妹，去拜访她们一两个星期。我会和我的好朋友聚在一起，他们爱我	
有其他应对方式吗	想办法和别人待在一起——泡咖啡店、逛公园、做其他有趣的事情	**之后的应对能力（0～100%）**
		80%

要想制订跳出"最坏打算"思维陷阱计划，请遵循以下步骤：

1. 在工作表上写下你对最坏情况的预测的简短描述。

2. 评估你的自信程度（0～100%，其中100%表示你完全有信心）——如果最坏的情况发生了，你能够处理或应对。

3. 运用头脑风暴，找出10～12种可以应对最坏情况的方法。要想找到应对方法，请回想过去的艰难时刻，你都做了些什么熬过了每一天？你在本书中学到了哪些可以帮助你让情绪和身体平静下来的工具？你能说些什么来帮助自己应对？你是否了解一些可以帮助自己感觉更好、更强大的鼓励类或启发灵感的引文？朋友说的哪些话对你有帮助，你能对自己说这些话吗？考虑你的情感和社会支持来源，你的哪些家人和朋友是优秀的倾听者，并且曾经帮助你度过艰难时刻？你身边有没有治疗师或医生？你有没有一位同事擅长帮助你解决令你生活困难的问题？

4. 重新评估你的自信程度（0 ~ 100%）——如果最坏的情况发生了，你能够处理或应对。

现在请填写你的《跳出"最坏打算"思维陷阱计划工作表》（表 6-16）。

表 6-16　跳出"最坏打算"思维陷阱计划工作表

		之前的应对能力（0 ~ 100%）
描述对最坏情况的预测		
我有哪些优势和资源可以帮助自己应对		
我能做些什么来帮助自己应对		
我能对自己说些什么来帮助自己应对		
我能与谁交谈或寻求支持来帮助自己应对		
有其他应对方式吗		之后的应对能力（0 ~ 100%）

完成《跳出"最坏打算"思维陷阱计划工作表》，关于对最坏情况的预测，你有什么不同的感觉吗？如果"灾难"发生了，你

是否会不那么担忧了？你是不是没那么多不堪重负和担惊受怕的感觉了？你有没有觉得自己更有希望、更有能力了？在下面的空行中，请描述你现在想到艰难时刻和挫折时的感受：

_____

_____

_____

◎ 当问题出在思维的意义上

我们的情绪大脑会占有我们的注意力。它抓住了我们，使得我们有时候会高估某些想法的重要性，而实际上它们并没有那么重要，当我们对一个想法赋予意义时尤其如此——当你开始认为，一个特定的想法意味着你处于危险之中，或者一个特定的想法意味着你是个坏人。人们拥有反常、奇怪、不合理的想法是十分常见的。大多数人很容易摆脱这些想法，他们会告诉自己"那是个愚蠢的想法"，很快，他们的注意力就会转移到别的东西上去了。

然而，强迫症患者却无法轻易放下某些念头，尤其是当这些想法以强大的力量进入他们的脑海时，像这样强力进入我们意识的念头具有侵入性。有些人会有侵入性思维（intrusive thoughts），他们可能会伤害所爱的人或骚扰孩子；他们可能有违背他们的道德规范或宗教信仰和价值观的侵入性思维，比如有害的性想法或撒旦形象。这些想法和画面让强烈的焦虑、内疚和抑郁情绪雪上加霜。当患有强迫症的人有了这类侵入性思维时，他们会试图把这些想法从大脑中赶出去，但他们的（以及每个人的）情绪大脑不会这样运转。我们越是努力驱赶头脑中的念头，它就越猛烈地拼命挤回来。

请写出一些例子，描述当你感到焦虑、害怕、内疚或羞愧时闪过脑海的各种无意义、荒谬的侵入性思维。

_____

_____

_____

诸如此类的想法是无意识的——就像所有的想法都是无意识的那样——但其有一个重要的不同之处：侵入性思维没有多大意义，因而与之讲道理是很困难、没用的事情。例如，假使你预测，如果触摸厨房的厨柜而不洗手就会死，那就没有理由来重置预测器——因为发生这种情况的可能性已经接近于零；对于"我是一个儿童性骚扰者"这个想法，如果你用"还能发生什么最糟糕的事呢？那会有多糟糕"这个问题来质疑，则你就不太可能得到一个让自己安心的答案。

与思维的意义脱钩

与其检视侵入性思维的准确性或有效性，不如学会完全摆脱、放开它。让我们来看看马利克是如何做到这一点的。他识别出了自己的灼热侵入性思维，即图 6-3 所示的《识别灼热侵入性思维》。请注意，他认为拥有侵入性思维"我手上有细菌"就是灼热思维。换言之，他相信拥有这个想法本身就足以要了他的命。这

无意识思维：我手上有细菌

- 我觉得有这个想法意味着可能会发生什么
- 我觉得有这个想法意味着我可以做些什么
- 我觉得这个想法对我意味着什么
- 有这个想法让我感觉如何

下一层思维：这个想法意味着我会生病

- 我觉得有这个想法意味着可能会发生什么
- 我觉得有这个想法意味着我可以做些什么
- 我觉得这个想法对我意味着什么
- 有这个想法让我感觉如何

下一层思维：这个想法意味着我会死于某种疾病

图 6-3　马利克的《识别灼热侵入性思维》

就是为何侵入性思维没有意义的原因。

现在轮到你了。为了与侵入性思维脱钩，你首先要摆脱其意义。请使用你之前学习过的箭头向下技术来识别灼热侵入性思维（图6-4），不过这次你要问自己关于该想法的不同问题——这些问题聚焦于该想法对你意味着什么，而不是该想法的具体内容："有这个想法让我感觉如何？我觉得这个想法对我意味着什么？我觉得有这个想法意味着可能会发生什么？"

现在回头看一下马利克的《识别灼热侵入性思维》。请留意，为了给自己关于细菌和疾病的侵入性思维生成替代意义，马利克是如何运用之前学到的灵活思维策略的。

妄下结论

"手上有细菌"就意味着会生病、死亡，这种可能性有多大？对于拥有这个想法的意义，马利克寻找了其他的替代解释。他总结道："我之前一直有这类想法，但什么坏事都没有发生过。我甚无意识思维：

- 我觉得有这个想法意味着可能会发生什么
- 我觉得有这个想法意味着我可以做些什么
- 我觉得这个想法对我意味着什么
- 有这个想法让我感觉如何

下一层思维：

- 我觉得有这个想法意味着可能会发生什么
- 我觉得有这个想法意味着我可以做些什么
- 我觉得这个想法对我意味着什么
- 有这个想法让我感觉如何

下一层思维：

- 我觉得有这个想法意味着可能会发生什么
- 我觉得有这个想法意味着我可以做些什么
- 我觉得这个想法对我意味着什么
- 有这个想法让我感觉如何

下一层思维：

- 我觉得有这个想法意味着可能会发生什么
- 我觉得有这个想法意味着我可以做些什么
- 我觉得这个想法对我意味着什么
- 有这个想法让我感觉如何

下一层思维：

图 6-4 《识别灼热侵入性思维》

至曾经在有这个想法的时候不能洗手，但也没有死。想法并不会增加我生病的可能性，思维不是细菌。"

请写下当你拥有无意义侵入性思维时，闪过脑海的"妄下结论"类想法：

对于拥有这些想法的意义，你是否有其他替代解释？请写在这里：

前景黯淡

马利克运用策略来转移他对"思维的意义"的过度关注。他总结道："仅仅因为每天想到很多次'我手上有细菌'，并不会使这个想法变得重要。如果我退后一步来看这个想法——如果我以剧院楼厅视角来看这个想法——我会意识到，这个想法一点儿也不比我每天拥有的任何其他想法更重要。我每天都有很多次这个想法，并不会让这个想法更真实，也不会增加坏事发生的可能性。当我自认为'我手上有细菌'这个想法的重要性超过了其真正的重要性时，在我的情绪大脑中，该想法就变得更大、更可怕。"

请写下当你拥有无意义侵入性思维时，闪过你脑海的"前景黯淡"类想法：

现在，对于拥有这些想法可能存在的意义，请写下一些可能的替代解释：

自测：抑郁、焦虑与压力

关于本书中的内容，你的学习进度已经过半，所以是时候来检查一下你的进展情况了。请重做你在第 2 章中做过的自测。在本书的末尾，你将最后一次完成该测试，以查看自己已经走了多远。

长话短说

尽管有相反的证据，但仍然以相同的方式评估或解释事件的倾向是僵化思维的标识。请记住，你的大脑是非常了不起的，它已经进化了数百万年，它为你服务，保护你，给你的生活增添慰藉和喜悦。只有当它滑入僵化模式时，你才会遭受痛苦。你学到的思维工具将给你的思维增加灵活性，这样你的大脑就能开始为你工作，而非与你作对。在练习这些灵活思维技巧时，请记住：

◆ 你的焦虑和抑郁性预测通常是错的，甚至当你感觉它们是对的时候也是这样——尤其当你感觉它们是对的时候。

◆ 你的未来比你想象的更有希望，也没那么危险。

◆ 你比你自认为的更有能力和韧性。

第7章

培养灵活的行为

你现在已经学会了如何培养更加灵活的注意力和思维的技巧，你可能已经注意到，自己的大脑和身体感觉更加开放和灵活了。你甚至留意到，自己有点感觉不那么焦虑或情绪低落了。这些迹象表明，你正在受益于所学习和练习的内容。现在，你要遇到情绪僵化拼图的最后一块了，也许是最重要的那块——你以何种行为来应对自己的焦虑和抑郁情绪这是本章的重点。

◎ 情绪回避

情绪回避是指人们为了避免经受强烈负面情绪体验（如焦虑和抑郁）而实施的行为。情绪回避性行为包括两种基本类型：第一种是，你直接且完全避免进入特定的情境或参加特定的活动，因为你已经吸取教训，这些情境和活动会触发你的焦虑或抑郁情绪。第二种是，使用微妙的策略来避免加剧你的焦虑或抑郁情绪。对于会引发你焦虑或抑郁情绪的情境、事件或活动，当你无法躲避或离开时，你就会采用这些策略。

练习：了解、理解情绪回避

在本练习中，你将亲身感受避开情绪体验是多么困难。首先，请回想某个你当时感到极度焦虑或抑郁的事件，选择一个令你难以想象的事件，试着回忆起具体的细节（谁在那里，发生了什么）。特别是，回想该事件中尤其令人心烦意乱或情绪化的所有部分：你当时在做什么、想什么、有什么感觉？你记得哪些躯体感受？不要试图去避开任何脑海中的画面、想法、情绪或身体感受。在该事件面前完全敞开心扉，尽情搜寻记忆，并让这些记忆在大脑中停留两分钟。

在下面给出的空行中，请描述你当时感受到的情绪和最让你难以想象的独特记忆特征，描述你用于分散注意力、抑制或控制你的体验以减轻焦虑或抑郁的任何策略。

_____

_____

_____

_____

_____

接下来，请回想同样的记忆内容，但这一次使用随便什么策略——包括你在上一步中使用过的——试着在两分钟内不去思考这个事件。尽你所能，不去感受那些向你袭来的情绪，去控制或抑制与你的焦虑或抑郁情绪相关的任何躯体感受。

试着不去思考令人苦恼的事件，避免感受焦虑或抑郁的行为，请描述你这样做时的感觉。对于让记忆远离自己的努力，请描述你有多大能力做到这一点。请写下来，为了回避你的情绪，哪种策略最有效，哪种策略最没用：

_____

_____

_____

_____

_____

这个练习证明，要去回避内在体验（如想法、脑海中的画面、躯体感受）是有多么徒劳。你或许已经能够做到不去思考事件本身，也不去感受事件发生过程中自己的感觉，但是，多半你只能在很短的时间内这样做。那是因为，要想知道你是否在思索事件的唯一方法是：检视你是否在思索它。那么，你猜会怎么样？在你检视某个特定想法的那一刻，那个想法就在那里；在你检视某个特定躯体感受的那一刻，那个躯体感受就在那里；在你检视自己是否正在运用某个心理情绪回避策略的那一刻，那个策略就在那里。

很多时候，人们会回避"消极/负面"情绪，比如焦虑或抑郁，但感到焦虑和抑郁的人也会回避"积极/正面"情绪。例如，如果你挣扎于过度焦虑，则可能会借助东奔西跑、保持忙碌、分散自己的注意力来避免感到平静或平和，因为你相信，感到平静就意味着自己放松了警惕，那么坏事就会降临到自己身上。

同样，假如你感到抑郁，也许会回避积极情绪，因为你觉得自己不应该感到快乐或喜悦，或者认为，虽然你当下很享受，但这有什么意义，之后你只会感到更糟糕。因此，长期存在强烈焦虑或抑郁感的人会运用一些直接、微妙的情绪回避策略来避开消极、积极情绪。他们可能会躲避触发情绪的活动、对象或情境，设法控制或抑制情绪，避开会加剧焦虑和抑郁情绪的想法或脑海中的画面。

情境性情绪回避

情境性情绪回避（Situational emotion avoidance）是最常见的情绪回避类型。你会直接拒绝进入某种情境或参加某种活动，因为这些情境或活动有可能会触发焦虑或抑郁情绪。例如，假使你怕狗，你会避开狗（对象），但你也会避开你觉得可能会看到狗的地方，比如当地的狗公园或宠物用品商店（情境）。

若你感到抑郁，可能会躲回卧室，拒绝与人交谈或回复他们的短信。你也可能会避免锻炼，或任何身体活动，因为活动会导致疲乏，而疲乏会引出这样的想法："你是个甚至连穿过房间都不能的懒汉。"类似地，你也许会因为感到应接不暇、毫无希望而避免开启任务。你也可能会避免与朋友一起出去玩，因为和他们在一起会让你觉得自己是个失败者。

请描述你会避开的活动、对象或情境，因为它们会触发焦虑或抑郁情绪：

_____

_____

_____

微妙行为性情绪回避

对于那些与强烈的焦虑或抑郁情绪相关的情境或活动，若你无法直接避免进入或参加（或者有一段时间无法离开这些情境），则也许会采取一些细微、微妙的行动来回避你当时的情绪。实际上，这些行为可能相当不易察觉，以至于你甚至都没有意识到自己在实施它们。这就是它们被归类为微妙行为性情绪回避（subtle behavioral emotion avoidance）的原因。

例如，当你与人交谈时，可能会坚持只涉及"安全"话题，以避免感到焦虑，因为你预计自己会说一些让他们不高兴的内容。你也许只会尝试那些自己有信心正确完成的任务，以避免触发"自己是个失败者"这种抑郁想法。有时候，你或许会避免引发特定的躯体感受，这些感受是你焦虑或抑郁情绪的组成部分。譬如，若你曾经在惊恐发作时感到气短，则可能会避免快速移动。

请描述你用于抑制、控制焦虑或抑郁情绪的微妙情绪回避性行为：

_____

_____

_____

认知性情绪回避

这种类型的回避，正如俗语所说，全是你的想象（虚幻而不真实）。这些行为是你用于避免直接面对焦虑或抑郁情绪的心理行为。对你而言，认知性情绪回避（cognitive emotion-avoidance）策略可能尤其难以识别——你甚至可能都意识不到自己正在使用它们。分心走神（distraction）和自觉抑制（suppression）是最常见的认知性情绪回避策略。

分心走神是一种心理行为，它将你的注意力从让你感受焦虑或抑郁的地方移开，以避开这些情绪。你可能会持续忙于不重要的小任务，借此让注意力远离"自己是个失败者"的抑郁想法。若你在驾车时感到焦虑，或许会用听听音乐、唱唱歌来分散自己的注意力。为了让自己不专注于思索某种非常可怕的事件，如失业，你也许会想一些与那个更大的可怕事件相关的小事情，比如，你是否会按时完成某个工作项目，或者老板是否喜欢你。

自觉抑制也是一种心理行为，它试图让你不去思索那些触发你焦虑或抑郁情绪的事件。你可能会试着将令人痛苦的记忆推开，比如，工作中曾经在同事面前绊倒并感到极度尴尬。你也许会设法从头脑中抹掉那些给你带来沮丧或内疚感的画面，比如，你的伴侣和你吵完架后走出了家门。你或许会尝试不去想象自己生病或以某种方式伤害了所爱之人的恐怖场景，尽管你知道自己并没有那样。

请描述你用于回避焦虑或抑郁情绪的认知性情绪回避策略：

保护性信号

保护性信号（protective signals）是最后一种情绪回避策略，是你为了避免感到不安而随身携带的物品。它们通过发出"你很安全"的信号来让你安心。例如，在离家旅行或乘飞机时，你可能会带上药品，甚至空药瓶，以避免感到过于焦虑；若你担心口干会引发惊恐发作，或许会携带水瓶，以避免焦虑情绪；你也许会在旅行时带着一条特别的毯子或某个玩具娃娃，以避免焦虑感。这些保护性信号的作用有点像护身符，你相信其可预防潜在威胁或困难经历的降临。

你可能觉得，依赖这些小的保护性信号没什么害处。毕竟，有了它们，你就可以参与那些原本自己会躲避的活动。然而，依靠保护性信号来参加某些活动会削弱你的这种自信心——在没有药品、袜子或豆子等"魔力"物品的情况下，你能够独自耐受并管理自己的焦虑或抑郁情绪。

请描述在无法直接避开某种情境或活动时，你用于让自己感觉更自在的保护性信号：

_____

_____

_____

一个人可能使用的特定情绪回避策略取决于该人本身及触发其焦虑或抑郁情绪的特定事件和活动。请查看如表 7-1 所示的《情绪回避性行为示例表》。你所使用的情绪回避策略与马特奥、妮娅、罗萨里奥、马利克、亚尼内的相比如何？在该表的最后，请描述你用于避免引发自己焦虑或抑郁情绪的情绪回避性行为或策略。

◎ 情绪驱动性行为与情绪回避

为了摆脱焦虑或抑郁情绪，或者当你无法避开触发这些情绪的事件时想要缓解这些情绪，你会采取一些行动，这些行动就属于情绪驱动性行为。情绪驱动性行为与情绪回避性行为有所不同，因为情绪驱动性行为发生在已经触发了你的焦虑或抑郁情绪的事件之后，而情绪回避性行为发生在这类事件发生之前，以避免触发你的焦虑或抑郁情绪。

情绪回避性行为的一个例子是避免开始报税，因为当你在报税表上记录自己的收入时，会触发强烈的抑郁想法和情绪——你是一个失败者。而情绪驱动性行为的一个例子是，你开始报税，然后停下来，以逃避你的抑郁情绪。

久而久之，你依赖于情绪驱动性行为来摆脱或控制自己的焦虑、抑郁情绪，这会削弱你对这些情绪的耐受力。然后，你会变

表 7-1　情绪回避性行为示例表

情绪类型	情境性情绪回避性行为	微妙行为性情绪回避性行为	认知性情绪回避性行为	保护性信号
惊恐症（马特奥）	避开自动扶梯、楼梯，避免跑步或爬楼梯；避免参加社交活动；避免开车	避免快速行走；与同事交谈时避开会带来压力的话题	避免专注于头晕目眩或呼吸短促的感觉	携带哮喘吸入器；携带安定文锭
广泛性焦虑症（妮娅）	避免修改完善自己的简历或在网上搜索工作机会；避免提出加薪要求	避免告诉皮特他做过或说过的让我不高兴的事情	避免考虑我的职业生涯；将注意力从对健康的担忧上转移开	随身携带皮特去年送我的情人节贺卡；随身携带爱安诺
社交焦虑症（罗萨里奥）	避免发表公众演讲；避免与校长交谈	避免穿红色衬衫；避免与我不认识的人有目光接触	避免思考我热爱教学的事情；避免想到脸红的问题	化上浓妆；戴上围巾遮住我的脖子；带上我的辞职信

续表

情绪类型	情境性情绪回避性行为	微妙行为性情绪回避性行为	认知性情绪回避性行为	保护性信号
强迫症（马利克）	避免去公共卫生间；避免接触任何红色的东西	在公共场合把手一直放在口袋里；用衣服的领口遮住鼻子和嘴巴；用脚或手上垫着纸巾开门	避免思考细菌或疾病	带着洗手液、婴儿湿巾和橡胶手套
重度抑郁症（亚尼内）	避免与孩子一起参加社交活动；避免与朋友谈论离婚问题；避免做任何需要投入脑力或体力的事情	当看到妈妈们与其孩子玩耍时，把视线转向别处；避免与孩子谈论他们的爸爸	避免思考我在婚姻生活中犯过的错误	携带列有我和我的治疗师想到的我的优点清单
我的情绪回避性行为				

得更加依赖这些情绪驱动性行为来舒缓情绪。此外，这些行为还会提醒或引发那些加剧你的焦虑或抑郁情绪的想法，这是情绪驱动性行为最不合人意的一面。

例如，每次你开始报税然后停下时，都会引发更多的失败想法。你因而以更多的情绪驱动性行为加以回应，这会频频加强你的情绪与情绪驱动性行为之间的联系。不需要很长时间，这种模式就会变得僵化且更加频繁地出现。情绪驱动性行为有两种形式：表现方面的（behavioral）、心理方面的（mental）。

表现方面的情绪驱动性行为

表现方面的情绪驱动性行为是你为了控制自己强烈的焦虑或抑郁情绪所做的事情。例如，你可能会无休止地修改大学申请，但从不发出去，因为你担心任何不够"完美"的东西都意味着你理想中的大学会拒绝你的申请和你本人。然而，你永远也写不出"完美"的申请，总是会有可以改进的单词或短语存在。最终，申请没搞定，大学录取也就没搞定——你甚至会感到更加抑郁和焦虑，因为你认为，只有失败者才无法完成大学申请，无论完美与否。

假如你极其担心同事会认为你不称职，则可能会花费数小时来准备、排练一个简单的演讲，而你的同事也许只用了 10 分钟在上面。你也许会把闹钟定得特别早，或者设置两个闹钟，以避免担心参加活动迟到。你或许会找借口提前离开会议，因为该会议触发了这样的想法——你一文不值，或者人们觉得你很怪异。

请回想一下最近令你感到极度焦虑或抑郁的事件。描述由焦虑或抑郁情绪驱动你采取的表现方面的具体行为。微妙的情绪驱动性行为也要包含在内，比如，转移视线，或者想把手弄干净并在裤子上擦拭：

_____

_____

_____

_____

心理方面的情绪驱动性行为

除了表现方面的，你也可能采用心理方面的情绪驱动性行为来抑制强烈的焦虑或抑郁情绪。例如，你可能会反复、仔细思考各种你本可以已经做好的事情，这些事情用于防止倒车撞到邻居的车，或防止花瓶掉落，或防止删除工作需要的电脑文件。你也许还会过度关注自己导致某人（你假定的）不喜欢你的言行。

你或许会因为轻微的疼痛而感到极度焦虑，然后依靠自己不断念叨医生的话来自我安慰："你没什么问题。"你可能试图给自己的行为方式找原因，令其合理化来摆脱焦虑或抑郁感。实际上，你在合理化方面的努力可能看起来与你在第6章中学到的灵活思维策略相似。但是，如果你使用灵活思维策略来推开、逃离或快速抑制自己的焦虑或抑郁情绪，那么这很可能是一种情绪回避性行为。

请回想一下最近发生的让你感到极度焦虑或抑郁的事件。描述你为了控制自己的焦虑或抑郁情绪而实施的具体心理行为：

另一种心理方面的情绪驱动性行为是穷思竭虑（rumination），这种模式会让你沉湎于带来困难或令人苦恼的事件，并让你无法停止对它们的思考。思考问题是正常现象，通常，一旦解决了问题，你就会停止思考。而穷思竭虑则与之相反，意味着你会继续思考下去，因为你聚焦于问题的后果和原因，而不是解决问题的方法。事实上，穷思竭虑是对自适应性问题解决方式（adaptive problem solving）的一种阻碍。稍后你将了解更多有关穷思竭虑的知识，以及专门针对这种心理过程的灵活行为策略。

人们如何运用情绪驱动性行为取决于该人本身及触发其焦虑或抑郁情绪的特定事件、情境和活动。你所采用的情绪驱动性行为与马特奥、妮娅、罗萨里奥、马利克、亚尼内的相比如何？请查看他们的《情绪驱动性行为示例表》（表7-2）。然后，在表格的最后，请描述你用于控制自己焦虑或抑郁情绪的情绪驱动性行为。

表7-2　情绪驱动性行为示例表

情绪类型	表现方面的情绪驱动性行为	心理方面的情绪驱动性行为
惊恐症 （马特奥）	靠在椅子或墙壁上； 缩短有压力的谈话	将自己的注意力从头晕感觉上移开； 自己反复念叨"只是有点紧张"

续表

情绪类型	表现方面的情绪驱动性行为	心理方面的情绪驱动性行为
广泛性焦虑症（妮娅）	再三问皮特，他是否爱我；来来回回修改简历；把闹钟设置在开会前一小时；屡屡和妈妈谈论我的健康状况	不断自我复述皮特告诉我的所有美好的事情；开始担心时分散自己的注意力；把对自己健康的担忧抛诸脑后
社交焦虑症（罗萨里奥）	花费数小时来练习一个 10 分钟的演讲；化妆以掩饰脸红	在担心人们认为我不称职时，反复思考自己的积极方面
强迫症（马利克）	反复洗手；进公寓前换衣服；把手甩干，而不是用手巾擦干	反复告诉自己，我很干净；在脑海中重现我接触过的一切；把肮脏的想法赶走
重度抑郁症（亚尼内）	找借口提早离开社交活动；前夫接走孩子后上床睡觉；告诉朋友，离婚都是我的错	老是想着我婚姻中的所有坏事；自己反复列举不喜欢前任的地方
我的表现方面与心理方面的情绪驱动性行为		

◎ 灵活行为策略

以下策略将使你情绪反应中的行为更加灵活。或许培养更灵活行为的最有效策略是接近而非回避你的焦虑或抑郁情绪。也就是说，你要练习开始并持续进行那些触发你焦虑或抑郁情绪的活动。通过这种方式，你向自己证明，你能够在各种各样的情况下妥善应对这些强烈的情绪。

例如，如果因为害怕会说"错误 / 不合适"的话而避免与人交谈，那么你就不会知道，你不太可能说错什么。更重要的是，你就不会了解，对于你有可能（虽然不太可能）说错话的情况，你能够应对由此带来的焦虑感受。在第 8 章中，你将了解更多关于接近而非回避情绪反应的重要性的内容，以及如何做到这一点。

日常你会使用一些小的表现方面与心理方面的行为来抑制自己的焦虑和抑郁情绪，所以你也可以通过改变这些行为来培养灵活的行为。这些小的改变会削弱情绪驱动性行为与你暂时拥有的解脱感之间的联系，并随着时间的推移帮助你培养自己的情绪耐受力。

典型情绪驱动性行为的替代行为

到目前为止，你已经了解了自己用于回避、逃离、抑制、控制焦虑或抑郁情绪的典型情绪驱动性行为。现在是时候找到替代行为来增加你情绪系统的灵活性了。对你的情绪而言，替代行为是有违直觉的。然而，对你的情绪采取违背直觉的行为是培养情绪灵活性的关键，这有助于你了解到，你的情绪不必决定你的行为方式。请记住，替代行为不一定很大。实际上，即便是很小的行为，比如闷闷不乐时微笑，或者与别人说话时看着对方的脸，若你反复练习，假以时日，也会产生很大的影响。

学习以反直觉的方式回应焦虑和抑郁情绪的第一步是确定你将要练习的替代行为。到目前为止，你已经完成了很多张《情绪 ABC 工作表》。回顾这些表时，你会看到自己用于回避或控制焦虑或抑郁情绪的典型策略。有关替代行为的示例，请查看亚尼内和马特奥确定的《确定替代行为工作表》（表 7–3 和表 7–4）。

表 7-3　亚尼内的《确定替代行为工作表》

行为类型	情绪驱动性行为	替代行为
情绪回避		
情境性	避免与孩子一起参加社交活动； 避免与朋友谈论离婚问题； 避免做任何需要投入脑力或体力的事情	和孩子一起去参加派对及其他活动； 与密友谈论离婚问题； 每天散步 10 分钟； 每天读一篇简短的杂志文章
微妙行为性	当看到妈妈们与其孩子玩耍时，把视线转向别处； 避免与孩子谈论他们的爸爸	看着妈妈们与她们的孩子玩耍，并向我认识的妈妈微笑； 当孩子提起他们的爸爸时，和他们谈论他
认知性	避免思考我在婚姻生活中犯过的所有错误	以正念的方式遛狗，接受自己并不完美的事实
保护性信号	携带列有我和我的治疗师想到的我的优点清单	不要为了让自己感觉更好而阅读该清单，而要运用学到的正念技巧之一来接纳自己的想法和情绪

续表

行为类型	情绪驱动性行为	替代行为
情绪驱动		
表现方面的	找借口提早离开社交活动；前夫接走孩子后上床睡觉；告诉朋友，离婚都是我的错	参加社交活动，直到有几个人离开；前任接走孩子后，去散步或洗个泡泡浴
心理方面的	老是想着我婚姻中的所有坏事；自己反复列举不喜欢前任的地方	以正念的方式遛狗；练习正念呼吸来观察这些想法和情绪

表 7-4　马特奥的《确定替代行为工作表》

行为类型	情绪驱动性行为	替代行为
情绪回避		
情境性	避开自动扶梯、楼梯；避免跑步或爬楼梯；避免参加社交活动；避免开车	在地铁站乘坐较短的自动扶梯；每天在家里跑两趟楼梯；每周与朋友或同事共进午餐一次；每天开车绕街区三圈
微妙行为性	避免快速行走；与同事交谈时避开会带来压力的话题	每天绕自家街区快走两圈；与同事谈论让人倍感压力的案例
认知性	避免专注于头晕目眩或呼吸短促的感觉	练习正念呼吸，接受头晕和呼吸困难的感觉，但要把控好程度

续表

行为类型	情绪驱动性行为	替代行为
保护性信号	携带哮喘吸入器； 携带安定文锭	锻炼期间，将哮喘吸入器留在储物柜中； 与同事会面时，把安定文锭放进办公桌里
情绪驱动		
表现方面的	靠在椅子或墙壁上； 缩短有压力的谈话	与人交谈时，站在离墙壁或椅子两步远的地方； 连续进行有压力的对话至少10分钟
心理方面的	将自己的注意力从头晕感觉上移开； 自己反复念叨"只是有点紧张"	练习正念呼吸，专注于头晕和呼吸困难，但要把握好度

现在你来试试看，请使用《确定替代行为工作表》（表7-5），列出你的典型情绪驱动性行为，然后运用头脑风暴法列出一个替代行为清单。在这个练习中，要关注情绪驱动的表现方面的行为和心理方面的行为二者。不过，请不要将你在第6章中学到的思维策略与替代的心理行为相混淆。为了缓解或回避你的焦虑或抑郁情绪而对自己重复念叨某个短语（即使它是准确的）属于认知性回避，是一种情绪驱动的心理行为。例如，假使你的目标是感受自己的情绪，那么在不开心的时候告诉自己很开心或很平静是行不通的。灵活思维是指你接纳自己感受到的情绪状态，同时认识到这些想法是不准确且无帮助的。

表 7-5　确定替代行为工作表

行为类型	情绪驱动性行为	替代行为
情绪回避		
情境性		
微妙行为性		
认知性		
保护性信号		
情绪驱动		
表现方面的		
心理方面的		

练习替代行为

培养情绪灵活性的最佳方法之一，是针对你的情绪驱动性行为倾向反其道而行。替代行为可以改变你的体验情绪方式，比如，当你生气或不开心时微笑。焦虑时，你的情绪驱动性行为倾向是回避或瞻前顾后；抑郁时，你的情绪驱动性行为倾向是远离他人或避免做你过去喜欢做的事情。

在下一个练习里，你将练习在上一个练习中确定的一些替代行为。有关替代行为的示例，请查看亚尼内和罗萨里奥确定的《替代行为练习日志》，如表 7-6 和表 7-7 所示。

查看过这些示例后就轮到你了。请使用《替代行为练习日志》（表 7-8）来记录触发你焦虑或抑郁情绪的情境。记下你的情绪及你使用的情绪驱动的回避策略或行为。接下来，每次在这种或类似情境中练习替代行为时，圈选"是"。另外，请写下当你尝试替代行为时发生的事情。重要的是，你要明白，如果你直面而非回避自己的焦虑或抑郁情绪，那么好事（或者更确切地说，不坏的事）就可能会发生。

练习有效地解决问题

正如你在第 2 章中所了解到的，思考问题是正常且有用的。它是你制订计划以应对当前和将来发生的事件的方式，也是你提高事情好转可能性的方法。但是，强烈的焦虑和抑郁与有效解决问题互不相容，部分原因是，有效解决问题需要情绪的灵活性。为了解决问题，你必须能够思索可能使用的解决方案，这就是思维的灵活性。

你无法解决所有问题，但大部分你可以搞定，或者起码你可以制订计划来减轻问题造成的不良影响。同时，为了解决问题，你必须对问题有一定的影响力。例如，虽然你对你公司是否会倒闭没有太大的影响力，但你对自己是否想继续在那里工作确实有一定的决定权。

表 7-6　亚尼内的《替代行为练习日志》

情境	情绪	情绪驱动的回避策略或行为	替代行为					发生了什么
凯打电话来邀请我吃午饭	精疲力竭	编造了借口，不去	答应了，但告诉她我只能待 30 分钟					我过得很愉快，最终和凯聊了一个多小时
			㊤是	是	是	是	是	
在学校接孩子，看到一位我认识的妈妈	郁闷而内疚	移开视线，迅速离开了校园	向这位妈妈挥手，微笑					这位妈妈也向我微笑、挥手，并做了给她打电话的手势
			㊤是	㊤是	是	是	是	
醒得很早，无法再入睡	内疚而沮丧	躺在床上，想着我的前任	起床，伴着收音机里的歌跳几曲					忘掉了所思所想，尽情享受四处舞动。我很长时间没跳舞了
			㊤是	㊤是	㊤是	是	是	

表 7-7 罗萨里奥的《替代行为练习日志》

情境	情绪	情绪驱动的回避策略或行为	替代行为					发生了什么
午餐时与校长交谈		拉起衣领遮住脖子，找了个借口离开	拉下衣领，露出脖子；一直待到午餐结束					校长夸奖了我，并询问我对新区计划的意见
			是	是	是	是	是	
参加家长会，与家长碰面	烦恼而不自在	避免说出我对他们儿子的担忧，只分享好事	既分享好事，也告之我对他们儿子的担忧					家长告诉我，他们和我担忧的一样，并且为他们儿子有一位"懂他"的老师而感到高兴
			是	是	是	是	是	
醒得很早，无法再入睡	发愁	躺在床上，想着我在下次PTA会议上要做的演讲	起床，遛狗					很享受遛狗的过程，那是个美丽的清晨，脑海中不再盘旋思绪的感觉很好
			是	是	是	是	是	

表 7-8 替代行为练习日志

情境	情绪	情绪驱动的回避策略或行为	替代行为					发生了什么
			是	是	是	是	是	
			是	是	是	是	是	
			是	是	是	是	是	

对于另外一些情况，你可能对问题有一些影响力，但不值得花时间或精力去解决。例如，你可以对停车罚单提出抗辩，这样也许能够避免交罚款；或者你可能会支付罚单，因为这不值得你花时间上法庭。假如你完全无法或不想做点什么来解决问题，那也是可以的，但是，如果你心里已经认定不值得花时间去解决某个问题，那么再担心或纠结于它则无济于事。

请遵循以下步骤，以实现有效地解决问题。

1. 识别并定义问题。

2. 运用头脑风暴法找出可能使用的问题解决方案。

3. 放弃任何不切实际或可能给你带来更多问题的解决方案。

4. 列出每个解决方案的优缺点。

5. 基于每个解决方案的优缺点，对其有效性进行排名。

6. 制订计划，然后尝试最佳解决方案。

7. 检查解决方案的执行情况，然后决定后续步骤。

亚尼内的朋友艾丽西娅不回应她的短信，她决定解决而非纠结于这个问题。亚尼内知道，艾丽西娅很可能已经不再联系她了，因为她过去一直不回复艾丽西娅的短信。尽管如此，亚尼内之前还是总想着这件事，而不是去解决问题。请查看亚尼内的《问题解决工作表》（表 7–9），来瞧瞧她决定做的事情及制订的实施计划。

表 7–9　亚尼内的《问题解决工作表》

第 1 步：定义问题
在定义问题时，尽量做到清晰且完整。若你很难将问题本身与你对问题的情绪分离开来，则可以想象一下能够做到不偏不倚的朋友会如何定义问题

续表

艾丽西娅一直不回我的短信，因为她可能已经放弃我了

第2步、第3步：运用头脑风暴法找出多个解决方案并仔细检查它们的优缺点

针对该问题写出至少3个可能有用的解决方案。僵化的情绪系统倾向于卡在同一个解决方案上。一个问题通常有好几种解决方案，而第一个或惯常使用的往往不是最好的。接下来，丢弃任何不切实际或可能会给你制造更多麻烦的方案。然后，写下每个留下来的方案的优缺点。为了有助于确定优缺点，可以考虑解决方案是短期的还是长期的，你是否有可能将方案坚持实施到底，以及该方案将会如何影响其他人

解决方案1	给我姐姐/妹妹发短信，请她让艾丽西娅回复我的短信		第2名
	优点	**缺点**	
	艾丽西娅和我姐姐/妹妹交流很多，她可能会听她的	我姐姐/妹妹也有点生我的气，可能不喜欢这样做	
解决方案2	去艾丽西娅家，向她解释我为什么一直不回她的短信		第1名
	优点	**缺点**	
	面对面的谈话比发短信更有意义，而且更易于亲自做解释	艾丽西娅很忙，可能不在家	
解决方案3	给艾丽西娅发歌唱电报（艺术家以音乐形式传递的信息）道歉，并请她给我发短信		第3名
	优点	**缺点**	
	这有点愚蠢，不过艾丽西娅很有趣，或许会觉得开心	这得花钱，而且我不知道现在还有没有歌唱电报服务了	

续表

第 4 步、第 5 步：对解决方案的有效性进行排名，然后制订计划并尝试实施	
将解决方案从 1 到 3 排名，其中，排名 1 的方案第一个尝试。一旦选定了首先尝试的方案，就可以计划在何时、何地、以何种方式实施该方案。你可以给一些方案设定时间表（比如，周五下午 4 点），也可以在发生某事时实施它们（比如，当我感到懊恼时，或者当杰夫给我打电话时）。接下来，描述你将如何执行，列出完成该解决方案所需要采取的具体步骤	
何时、何地	星期六，上午 11 点，艾丽西娅有瑜伽课，那之后她通常会回家
步骤	核对一下瑜伽课的时间，确认是在上午 11 点； 把孩子送去我姐姐 / 妹妹家待几小时，以便做这件事； 买一种艾丽西娅最喜欢的香薰蜡烛作为示好礼物； 写下我想对艾丽西娅说的话并且先练习几次
第 6 步：检查解决方案的实施情况，然后决定后续步骤	
最后，实施完该方案后，检查哪些部分有效，哪些部分无效。即便你的问题属一次性的，你也可以从中学到一些东西，若以后该问题再次出现，这些东西将有助于你更快速地加以解决。花点时间反思一下你的问题及处理方式和过程。如果该方案不奏效，彻底考虑清楚你下次可以采取什么不同的做法，或者尝试下一个解决方案	
艾丽西娅一开始有点冷淡，但我把蜡烛给她后，她就热络起来了。她说她能理解但很受伤，因为她认为我们是最好的朋友； 我和她约好了一起吃午饭，回家后发短信再次感谢她，她马上就回复了	

现在你来试试看。确定一个你正沉湎其中的问题，使用《问题解决工作表》（表 7–10）来解决它。请记住，为了能解决问题，你必须对其有一定的影响力。若你无法对该问题有任何影响，那么就应用其他策略，比如正念（见第 5 章），来练习减少对该问题的思考。

表 7-10　问题解决工作表

第 1 步：定义问题
在定义问题时，尽量做到清晰且完整。若你很难将问题本身与你对问题的情绪分离开来，则可以想象一下能够做到不偏不倚的朋友会如何定义问题

第 2 步、第 3 步：运用头脑风暴法找出多个解决方案并仔细检查它们的优缺点
针对该问题写出至少 3 个可能有用的解决方案。僵化的情绪系统倾向于卡在同一个解决方案上。一个问题通常有好几种解决方案，而第一个或惯常使用的往往不是最好的。接下来，丢弃任何不切实际或可能会给你制造更多麻烦的方案。然后，写下每个留下来的方案的优缺点。为了有助于确定优缺点，可以考虑解决方案是短期的还是长期的，你是否有可能将方案坚持实施到底，以及该方案将会如何影响其他人

解决方案 1	优点	缺点	第　名
解决方案 2	优点	缺点	第　名
解决方案 3	优点	缺点	第　名

续表

第4步、第5步：对解决方案的有效性进行排名，然后制订计划并尝试实施

将解决方案从1到3排名，其中，排名1的方案第一个尝试。一旦选定了首先尝试的方案，就可以计划在何时、何地、以何种方式实施该方案。你可以给一些方案设定时间表（比如，周五下午4点），也可以在发生某事时实施它们（比如，当我感到懊恼时，或者当杰夫给我打电话时）。接下来，描述你将如何执行，列出完成该解决方案所需要采取的具体步骤

何时、何地	
步骤	

第6步：检查解决方案的实施情况，然后决定后续步骤

最后，实施完该方案后，检查哪些部分有效，哪些部分无效。即便你的问题属于一次性的，你也可以从中学到一些东西，若以后该问题再次出现，这些东西将有助于你更快速地加以解决。花点时间反思一下你的问题及处理方式和过程。如果该方案不奏效，彻底考虑清楚你下次可以采取什么不同的做法，或者尝试下一个解决方案

延迟情绪驱动的心理行为

僵化的情绪系统使你很难停止对事件的凝思或担忧。事实上，

你无法停止思考某事，因为要想知道你是否已经停止思考某事，唯一的方法是检视你是否正在思考它！而在检视自己是否在思考它的那一刻，你就开始思考它了！但是，你可以学着延迟对过去的负面事件的担忧或凝思。

对于偶尔的担心，或者你发现自己正沉湎于几天、几周甚至几个月后才发生的大事时（比如，穿越全国的飞行，或在你最好朋友的婚礼上发表演讲），延迟的效果会非常好。在上一节中，你已经学到了解决问题的步骤。延迟的方法与之类似，但不是计划你要做什么来解决问题，而是决定思考问题，以后再解决它。

遵循以下步骤来延迟这些情绪驱动的心理行为。

1. 决定你现在不想考虑这件事。若你已经找到了该问题的解决方案，则提醒自己，在你准备好实施解决该问题的计划之前，思考它毫无意义。

2. 决定你将为该事件做些什么准备。

3. 决定你将何时开始为该事件做准备，精确到具体的日子和时刻。例如，你可以制作一个待办事项清单，优先考虑清单上的事项。如果该事件的准备工作不止一步，则为每个单独的步骤分配开始的日期和时间。

4. 当你开始担心或纠结于问题时，请提醒自己，你打算将担心或纠结延迟到你已经决定好的那个日期和时间。然后，切换到你在前几章中学到的技巧之一，譬如正念呼吸。

5. 假如你担心或纠结于要做的决定，那就决定你将坐下来收集做出该决定所需信息的日期和时间，并仔细检查你可能做出的各种决定的利弊。如果这对你更有效的话，你可以每天留出几个短的时间片段来做这件事。

亚尼内将要在周六与其前夫通电话，她决定延迟思考这件事。每次想到要和他说话，她就感到内疚而沮丧。请查看她的《延迟担忧或凝思工作表》（表 7–11 ）。

表 7–11　亚尼内的《延迟担忧或凝思工作表》

说明：描述你正为之担忧或凝思的事件。尽量写得具体些。例如，不要写"明天的会议"，而要写"明天的会议，届时我要向整个 15 人的团队做展示"。接下来，描述你将为该事件做何准备。如果准备工作不止一步，请写下所有步骤，然后在你的日程表中为这些步骤计划安排工作。在你开始思考该事件时，请提醒自己，你打算将担忧或凝思延迟到你选定的日期和时间。其后，转换到你学过的应对策略，比如正念呼吸
你正在担忧或凝思的事件是什么
我讨厌和前任说话，他总是那么友好，这只会让我感觉更糟。我一直在想自己在婚姻生活中犯下的所有错误，我是个多么糟糕的妻子和母亲。然后，我开始想起我们结婚时我和他的其他对话，当时我对自己的感觉也是相当不好
你将为该事件做何准备
我将在通话前练习正念呼吸。练习正念的同时想象与他交谈或许会有帮助。嗯，应该有帮助。 打完电话我会去遛狗。天气一直很好。我会打电话给艾丽西娅，我们可以一起去遛狗。每次和她共度时光后，我总是会感觉好一点
你将何时开始为该事件做准备工作
通话前，我将在每天早晚练习正念。明天我会打电话给艾丽西娅，确认一下和我前任打完电话后与她碰面的时间

续表

你将使用哪些技巧来摆脱担忧或凝思
正念、锻炼、与艾丽西娅分享

现在你来试试看。请确定你正在为之担忧或凝思的事件，使用《延迟担忧或凝思工作表》（表 7-12）制订计划，以延迟这些情绪驱动的心理行为。请记住，在延迟担忧和凝思时，你就在控制这些情绪驱动的心理过程。当你实现了对这个过程的控制，就会感觉不那么焦虑、情绪低落了。

表 7-12　延迟担忧或凝思工作表

说明：描述你正为之担忧或凝思的事件。尽量写得具体些。例如，不要写"明天的会议"，而要写"明天的会议，届时我要向整个 15 人的团队做展示"。接下来，描述你将为该事件做何准备。如果准备工作不止一步，请写下所有步骤，然后在你的日程表中为这些步骤计划安排工作。在你开始思考该事件时，请提醒自己，你打算将担忧或凝思延迟到你选定的日期和时间。其后，转换到你学过的应对策略，比如正念呼吸
你正在担忧或凝思的事件是什么
你将为该事件做何准备

续表

你将何时开始为该事件做准备工作
你将使用哪些技巧来摆脱担忧或凝思

逐步延迟情绪驱动的心理行为

对于反复出现的担忧或凝思，比如，担心自己的健康或沉湎于最近工作上的挫折，延迟方法的效果非常棒，不过对有些人来说这可能很难做到。如果你正在奋力延迟这些情绪驱动的心理行为，那么采用逐步延迟的方式也许会有帮助。这意味着，你可以从小的延迟目标开始，也许每天做几次，每次只要5～10分钟，然后每隔几天将延迟的时间增加5～10分钟，或者在一天之中专门设定几个时间段（如10～12个）用于担忧或凝思，并在这些时间段之间做延迟。当延迟变得容易一点时，去掉一个"担忧或凝思"时间段，这样，两次活跃的"担忧与凝思"行为之间的时间就会增加。

妮娅决定试着延迟她最大的无休止的担忧：她害怕皮特会和她分手。尽管皮特一再告诉她，他爱她，不打算离开，但妮娅还是无法停止担心这件事。因此，她决定延迟它。请查看妮娅的《逐步延迟担忧或凝思工作表》（表7–13）。

表7-13 妮娅的《逐步延迟担忧或疑思工作表》

日期：7月7日

说明：每天选定几个时间段用于对事件或情境的担忧或疑思。然后，决定你计划担忧或疑思的时长（设定至少10分钟的目标）。在担忧或疑思时刻到来时，请将你的全部注意力都集中在担忧或疑思上。当你在自己指定的时间段之间开始担忧或疑思时，提醒自己，稍后你将有足够的不间断时间来这样做，然后分散自己的注意力，或者请记更好的是，练习正念或深呼吸或进行正念活动。如果延迟的效果不错，那么慢慢减少担忧或疑思的频率、强度住，要现实可行。一般人在一天中有5%~10%的时间会担忧。延迟的目的是显著降低你担忧或疑思的频率、和持续时间，而不是消除它。

一天中的时刻（上午6点~中午12点）

星期	6	7	8	9	10	11	12	1	2	3	4	5	6	7	8	9	10	11	12
一		10分钟		10分钟		10分钟		10分钟		10分钟		10分钟		10分钟					
二		10分钟				10分钟				10分钟				10分钟					
三		15分钟					15分钟					15分钟							
四		15分钟							15分钟										
五		15分钟					15分钟												

注：于我而言，像缝纫或与皮特一起散步这样的正念活动最佳活动。午餐时，我有时会尝试正念呼吸。我总是提醒自己，该担忧的时候就积极面对它，应对它。这样做真的有效果

练习：逐步延迟情绪驱动的心理行为

现在你来试试看。请确定你为之担忧或凝思的问题，使用《逐步延迟担忧或凝思工作表》（表 7-14）制订计划，以延迟这些情绪驱动的心理行为。请记住，在延迟担忧和凝思时，你就在控制这些情绪驱动的心理过程。当你实现了对这个过程的控制，就会感觉不那么焦虑、情绪低落了。

从"为什么"改为"如何做"

处于极度焦虑或抑郁时，你的大脑会反复凝思。例如，抑郁时，你会沉湎于自己的错误（真实或实际的）、缺点及过去的意外或事件，无休止地一再问自己："我为什么要那样做？""我为什么会如此失败？""为什么这种事会发生在我身上？"这些认为自己不足或毫无价值的念头屡屡出现，会给人带来绝望的感觉。一旦感觉无望，你就无法解决生活中的问题。你会想："这有什么意义？"并开始感到无能为力，不堪重负。抑郁程度加深，而你坐在那里，无法阻断这些心理行为。这属于抑郁性穷思竭虑（depressive rumination）。

抑郁性穷思竭虑通常与过去有关，而焦虑性穷思竭虑（anxious rumination）则与未来相关。焦虑时，你会老是想着威胁及如何希望能避免灾祸、解决问题、防范自己预计会犯的错误。例如，你可能会忧心即将召开的重大会议，反复思索自己会说什么、怎么说。你也许会担忧在地铁上惊恐发作，并再三思考，你能如何预防惊

表 7-14 逐步延迟担忧或疑思工作表

日期：

说明：每天选定几个时间段用于对事件或情境的担忧或疑思。然后，决定你计划担忧或疑思的时长（设定至少10分钟的目标）。在担忧或疑思时刻到来时，请将你的全部注意力都集中在担忧或疑思上。当你在自己指定的时间段之间开始担忧或疑思时，提醒自己，稍后你将有足够的不间断时间来这样做，然后分散自己的注意力，或者更好的是，练习正念呼吸或进行正念活动。如果延迟的效果不错，那么慢慢减少担忧或疑思的频率或时长。请记住，要现实可行。一般人在一天中有5%~10%的时间会担忧。延迟的目的是显著降低你担忧或疑思的频率、强度和持续时间，而不是消除它

星期	一天中的时刻（上午6点-中午12点）																		
	6	7	8	9	10	11	12	1	2	3	4	5	6	7	8	9	10	11	12
一																			
二																			
三																			
四																			
五																			

注：

恐发作，或万一发作了，你能做些什么。

穷思竭虑是人们面对困难处境或问题时正常且自然的反应。仔细思考问题以处理它、理解它、解决它，这也是正常且自然的事情。不过，灵活的情绪系统可以让人们在思考烦心事件或问题与采取行动加以解决之间取得平衡。换言之，如果思考能引导你行动，而行动又能引导你进一步思考，那么思考是有用的。

现在想象一下，有一天早上你要去上班，车子发动不起来了。你开始思考汽车无法启动的各种可能原因（比如，没油了，电瓶没电了，启动器坏了），这使得你针对该问题找出了不同的解决方案。然而，光思考而不采取行动是无法让汽车发动起来的。同样，只是行动而未经思考（比如反复转动钥匙点火）也是不太可能启动汽车的。

穷思竭虑时，你很可能会问自己有关"为什么"的问题。"为什么这事会发生在我身上？"或者，"为什么这些事情会持续不断地发生在我身上？"这类问题是把你自己当作麻烦来关注，而不是事件本身。

请描述那些你左思右想的事件，或者反复思考"为什么"的问题，这些想法让你的焦虑或抑郁情绪持续存在。

_____

_____

_____

_____

请描述这些心理行为给你带来的感受。你感到不那么焦虑、抑郁、愤怒或内疚了，还是感觉更差了？

_____

_____

_____

_____

请描述这些心理行为是如何影响你尝试新事物或执行困难任务的动力的。这些心理行为是增加了还是减少了你的精力或动力？这些心理行为是提高了还是降低了你制订计划并依此采取行动的可能性？

_____

_____

_____

_____

_____

在下面的练习中，你将学习如何转换自己的心理行为，从宏观性质（big-picture）的"为什么"思维到微观性质（small-picture）的"如何做"思维。亚尼内绝对是一个拥有"为什么"思维的思考者。她不懈地问自己无法回答的问题，这让她感到更加抑郁。"为什么我丈夫要和我离婚？""为什么我是这么差劲的妈妈？""为什么我一直把生活搞得一团糟？"她决定练习"如何做"思维。请查看她的《"为什么"思维转到"怎么做"思维工作表》（表 7-15）。

表 7-15　亚尼内的《"为什么"思维转到"怎么做"思维工作表》

"为什么"思维
情境：为什么我是这么差劲的妈妈
"是什么"与"怎么做"思维

我的目标或期望的结果是什么？

成为孩子更好的妈妈。

怎么做？我将采取哪些具体步骤来实现自己的目标？

第 1 步：设定晚上 7 点为我们的餐后游戏开始时间。我们每周至少会这样做 3 次，而且周五、周六晚上必做。

第 2 步：购买或租借一些新的棋盘游戏。

第 3 步：打电话给我妈妈，请其在游戏之夜那天过来吃晚饭，并帮助照顾小孩子。

第 4 步：为了早点结束晚餐，购买一些健康、可速食的晚餐食品。

我何时做或何时开始做这件事？

我将在周五开始做。

谁能帮助我实现我的目标？

我的姐姐 / 妹妹和妈妈。

"怎么做"思维的功效如何？

孩子们玩得非常开心。詹尼弗告诉我她很喜欢新的棋盘游戏。作为一个妈妈，我自我感觉良好，睡眠质量比前几周都好。

　　现在你来试试看。请确定一个触发你"为什么"思维的事件，然后使用《"为什么"思维转到"怎么做"思维工作表》（表 7-16）将你的思维转换到"怎么做"思维。

表 7-16 "为什么"思维转到"怎么做"思维工作表

"为什么"思维
情境：
"是什么"与"怎么做"思维
我的目标或期望的结果是什么？ 怎么做？我将采取哪些具体步骤来实现自己的目标？ 第 1 步： 第 2 步： 第 3 步： 第 4 步： 我何时做或何时开始做这件事？   谁能帮助我实现我的目标？ "怎么做"思维的功效如何？

长话短说

　　持续回避并试图控制自己的焦虑和抑郁情绪是你一直遭受折磨的主要原因。不仅如此，当你在将来遇到类似事件时，持续回避并试图控制自己的焦虑和抑郁情绪只会加剧这些情绪。在培养灵活的行为时，请记住：

◆ 你会使用两种行为策略来回避自己的情绪：①直接避开触发你焦虑或抑郁情绪的活动、事件及情境；②采用情绪驱动性行为来控制它们。两种策略都是无意识的，都会导致你的情绪僵化。

◆ 随着你练习以反直觉的方式回应自己的焦虑和抑郁情绪，你将逐渐培养起对这些痛苦情绪的耐受力。对你的情绪倾向而言，反直觉反应是替代的或相反的反应。

◆ 情绪驱动性行为包括表现方面的行为和心理方面的行为，前者如，与他人说话时看向别处；后者如，沉湎于负面事件，或反复试图说服自己——我平安无事。

第8章

培养情绪耐受力

到目前为止，你已经学到的所有技巧都是为了一个目的——培养你对焦虑或抑郁情绪的耐受力，而不是回避它们。情绪暴露（emotion exposure）是让你能够做到这一点的方法，是与你的焦虑和抑郁情绪交手、互动的系统练习。很多年来，研究人员已经证明，从长远来看，直面焦虑或抑郁情绪会让人们感觉不那么焦虑和抑郁。虽然这有违直觉，却是真的。

◎ 情绪暴露

情绪暴露是一个循序渐进的过程：你逐步面对——而非回避——激起强烈焦虑或抑郁情绪的具体内部、外部情境。在情绪暴露过程中，你将实践已经学到的技巧。

- 正念，其能培养灵活的注意力。
- 思维技巧，其能培养灵活的思维。
- 拒绝并阻止情绪回避及情绪驱动性行为，其能培养灵活的行为。

这些技巧的主要目标是增强你直面强烈焦虑和抑郁情绪的意

愿。而情绪暴露则使之更进一步，它能让你在面对强烈的焦虑和抑郁情绪时实践这些技巧。在感到极度焦虑或情绪低落时，你尝试的技巧会培养自己的信心——相信它们在最重要的时刻会发挥作用。此外，面对强烈的情绪，你练习这些技巧越多，它们就会变得越无意识化（需要时能不假思索地应用）。

养成这种直面自己焦虑和抑郁情绪的新习惯可能需要 2 ~ 6 周时间。但随着时间的推移，这种新习惯将成为你的第二天性。不用想太多，你就会自动抵制洗手或走开的冲动。事实上，通过练习，你会自然而然地走向不适，而不是回避它。到那时，你的状况才会真正得到改变。这就是深刻且持久的变化给人的感觉：有能力直面自己的情绪并掌控它们。

◎ 情绪暴露能教会你什么

情绪暴露的目标是改变你可能很多年来养成的旧习惯——回避或远离令你难受的焦虑或抑郁情绪。学着走向（而非远离）焦虑或抑郁情绪可以培养你的情绪耐受力。在借助情绪暴露来培养情绪耐受力的过程中，你将了解到。

● 无论你是否试图回避或控制它们，你的焦虑和抑郁情绪既不会永久存在，也不会致命，它们会达到顶峰，但总是会逐渐减弱。一旦你了解了这一点，就会变得更加愿意忍受自己的情绪。

● 你拥有的对焦虑和抑郁情绪的控制力比自己想象的要大，而不是小。你决定走向（而非远离）自己的不适将有助于你更少地感到压力、失控和情绪低落。

● 你能够改变自己的旧习惯——回避不舒服的感受及触发这些感受的情境。在不断打破这种旧习惯的过程中，你的信心会增强。然后你就会将这种新的信心带入未来的其他情境，并且也更有可能把控这些情境。

● 情绪回避与情绪驱动性行为并不真的以你认为的那种方式起作用。假如你不去回避或控制自己的情绪，那就什么坏事都不会发生。而且，同样重要的是，你知道自己可以在没有任何帮助的情况下应对自己的情绪，这些帮助来自其他人或你的情绪驱动性行为。

◎ 情绪暴露的类型

情绪暴露有多种形式。情境性暴露（situation exposures）涉及激发强烈焦虑和抑郁情绪的外部、内部情境二者。外部情境包括触发焦虑或抑郁情绪的场所、对象或活动，比如坐在拥挤的房间里、参加愉快的活动、结识新朋友或触碰"脏"东西。内部情境包括引发焦虑或抑郁情绪的想法、记忆或躯体感受。

你将从躯体感受暴露（physical sensation exposures）开始练习。这些暴露练习可以培养你对伴随焦虑和抑郁情绪而来的强烈躯体感受的耐受力。下一步，你将练习外部情境性情绪暴露（external situation emotion exposures）。这些暴露练习可以培养你对在特定情境下或参加某些活动时出现的焦虑和抑郁情绪的耐受力。最后，你将练习内部情境性暴露（internal situation exposures）。这些暴露练习可以培养你对伴随自己的想法、脑海中的画面和疑虑而存在的焦虑和抑郁情绪的耐受力。

请记住，在练习这些情绪暴露时，你可能会注意到，自己有回避或控制情绪的冲动，正如你所学习到的，这会阻止你意识到自己能够应对所有令人不快的情绪。为了能真正明白你可以处理自己的情绪，你必须心甘情愿地充分体验它们。没有捷径可走。不能一脚进一脚出（不完全投入）。为了能在未来获得更大的舒适自在感，你必须知道，你能够应对当下的情绪。

4 个步骤（F-A-C-E）应对你的情绪

对于接下去的任何情绪暴露练习，在开始之前，重要的是你首先要学习正确的情绪暴露练习方法。为了能应对你的情绪，请遵循以下步骤。

1. 直面（face）你的焦虑或抑郁情绪。多年来，你已经深陷于避开自己焦虑或抑郁情绪的习惯。转身离开这些情绪意味着，当这些情绪显露出来时，你没有完全接受它们。如果你一再远离自己的情绪，你就无法明白，在感受到它们的时候，你能够应对它们，就算它们爆发出全部能量，你也可以应对。学会直面自己的焦虑或抑郁情绪对培养你对它们的耐受力至关重要。

2. 锚定（anchor）当下时刻。在练习情绪暴露时，请观察并接纳当下时刻你的焦虑或抑郁情绪的所有部分。接纳它们而不要评判、分析或压制它们。锚定当下时刻意味着感受当前正在发生的事情。在第 5 章中，你已经学习并练习了以这种方式锚定的技巧。当你锚定当下时刻时，你对自己情绪的反应就不会那么强烈，而且能更多地了解它们。从当下时刻开始，你要观察自己的情绪上涨、到达顶峰、下落的过程，而不要注意自己害怕的东西：它们一次又一次地涨落，无休无止。锚定在当下时刻可以帮助你了解到，你不必害怕感受自己的情绪，就算这些情绪达到最强烈的程度，你也可以应对它们。

3. 抑制（check）或阻止你的情绪驱动性行为。这意味着，你要克制所有你用于回避、减轻或试图控制自己焦虑或抑郁情绪的微妙或不那么微妙的方法。不要做深呼吸，不要祈祷或说自我肯定的话，不要分心，不要分散自己的注意力，不要想象乐观的结果，也不要做任何让你远离自己情绪的事情。与之相反，要锚定当下时刻，观察你的情绪，等待它们自行缓解。情绪驱动性行为只会妨碍你了解到，你可以耐受这些令人极度不快的强烈情绪。

4. 忍受（endure）你的焦虑或抑郁情绪。若你无法忍受自己的情绪，则可以从自己的情绪暴露阶梯（emotion exposure ladder）中下降到更低的层级，或者也可以在该层级上增加一些更简单的步骤，然后从那里开始。非常重要的是，你得忍受自己的焦虑或抑郁情绪，直到它们自行缓解，不要试图以任何方式控制这些情绪。如果那意味着你需要在自己的情绪暴露阶梯中下降到更容易的层级，那就这样做。这比逃避情绪或试图控制它要好。

除了在每次情绪暴露练习中应用 F–A–C–E 四步骤外，你还将使用《情绪暴露计划工作表》来设置并记录自己的练习内容和学到的东西，这是最重要的。请试着练习情绪暴露，直到你的不舒适感降到了痛苦峰值（最大值）的50%或更低。以这种方式跟踪情绪暴露练习会增加你在未来尝试练习的意愿，因为你知道，自己能够应对这些强烈的情绪。

最后，为了能充分受益于情绪暴露，请反复、频繁地加以练习。每周起码练习3~4次，每次至少留出30~40分钟的时间。这需要下相当大的决心，但是，通过几周持续不断的充分练习，你的生活将重新打开，因为你会逆转多年来回避、逃离焦虑或抑郁情绪的状况。

现在我们已经学习了一点儿关于如何练习情绪暴露的一般性知识，下面你将把情绪暴露应用于令人不适的躯体感受。

躯体感受暴露

此时此刻，你已经知道了自己的思维与行为在焦虑和抑郁情绪中所扮演的角色。现在，你将了解内部躯体感受在自己的焦虑和抑郁情绪体验中所起的作用。无论你感到焦虑还是抑郁，躯体感受都是你情绪体验的一部分。相比你的思维或身体、心理方面的情绪驱动性行为（这是强烈情绪的一部分），你很可能更容易意识到这些躯体感受。鉴于此，对于你已经养成的自动回避或试图控制这些躯体感受的习惯而言，你能够意识到这些不愉快感受可能是自己陷入其中的主要原因（意识到、感觉到才会回避、控制）。

此外，你对这些躯体感受的看法也可能加剧它们。例如，你小时候可能玩过转圈荡出雕像（swinging statues）游戏，在这个游戏中，一个孩子抓住另一个孩子的一只手和一只脚，把他转个三四圈，然后放手，将他荡出去。被荡出去的孩子落地时，会站得笔直，固定不动，装成雕像的样子。这听上去很容易，其实不然。站在那里时，孩子的脑袋天旋地转，他可能会感到眩晕或恶心，在试图保持完全站着不动时，他的心脏会怦怦直跳。

要知道，如果你在玩转圈荡出雕像游戏，那么出现头晕、恶心、心怦怦跳是可以理解的，但假如你正坐着开会或在高速公路上开车时出现这些状况，会怎么样呢？然后会发生什么？你可能不会将这些躯体感受解释为是一种乐趣，是游戏的一部分，而可能认为，这意味着你要死了或疯了。

在谈到躯体感受时，重要的是你要了解到，这些感受并不危险，不会压倒一切，也不是无法忍受的。这就是情绪暴露开始起作用的地方。越是经常允许自己充分体会这些躯体感受，你对它们的耐受力就越大。另外，在反复练习接触这些令人不快的躯体感受的过程中，你会慢慢打破这些感受与自己的情绪驱动性行为之间的联系，这些行为能提供短暂的轻松，但会限制情绪的灵活性，从而带给你痛苦。

对于一些患有焦虑症的人来说，躯体感受是他们焦虑情绪中最可怕的部分。例如，马特奥患有惊恐症，他很害怕在某些情境中体验的眩晕感觉。眩晕是马特奥焦虑情绪的一个特征，同时会伴有气喘吁吁和大汗淋漓。为了能从惊恐症中完全康复，他必须变得不那么恐惧与其焦虑反应相关的躯体感受。

对于患有其他焦虑障碍的人来说，情况也是如此。如果你害怕蜘蛛，可能会注意到一张蜘蛛照片就能触发你的焦虑反应。显然，蜘蛛照片不可能咬你，因此并不危险。那么你试图回避的是什么呢？是蜘蛛还是与你的焦虑反应相关的躯体感受？当你开始更多地接纳和容忍这些躯体感受时，你将会发现，你想要回避对象或情境的冲动会减少，同时想要回避作为焦虑反应一部分的令人痛苦的躯体感受的冲动也会减少。

在下一个练习中，你将识别出与作为你焦虑和抑郁情绪组成部分的感觉最相似的躯体感受。在构建自己的躯体感受暴露阶梯时，你将聚焦于这些躯体感受，该阶梯是包含触发你焦虑或抑郁情绪的具体对象或情境的列表，在你面对焦虑或抑郁情绪时，请按照自己预计的情绪强度来排序。

练习：评估你的躯体感受

请为这个练习留出 30 分钟左右的时间。若你不愿意独自尝试，则可邀请支持你的人在旁观察（不干涉具体事情）。请尝试《躯体感受评估工作表》（表 8-1）中的每一个练习，并在指定时间内完成。为了从躯体感受评估中获益，请全面、充分参与每一项练习。请使用空白的《躯体感受评估工作表》来识别你的躯体感受，这些感受将放入你的躯体感受暴露练习阶梯中。

在每个练习末尾，请列出你观察到的躯体感受（如呼吸困难、头晕、出汗）。然后按 0 ~ 100 分（其中 100 分表示极度强烈）为这些躯体感受的强度评分。接下来，对比你在该练习中体验到的躯体感受和你焦虑或抑郁时体验到的躯体感受，按 0 ~ 100% 为两个躯体感受的相似度打分（其中100%意味着二者完全一样）。最后，按0～100分为你在练习过程中体验到的不舒适感的程度评分（其中100分表示该躯体感受令人极度不适）。

表8-1　躯体感受评估工作表

练习	躯体感受	感受强度 （0～100分）	感受相似度 （0～100%）	不适程度 （0～100分）
左右摇头30秒				
反复（持续30秒）低头，置于两腿之间，然后迅速抬起				
原地跑60秒（先咨询我的医生）				

续表

练习	躯体感受	感受强度 （0～100分）	感受相似度 （0～100%）	不适程度 （0～100分）
穿着厚夹克原地跑60秒				
屏住呼吸60秒，或者能憋多久憋多久				
坐在转椅上（不要站着）旋转60秒				
绷紧主要肌群、腹部、拳头、前臂和肩膀60秒				

续表

练习	躯体感受	感受强度 （0～100分）	感受相似度 （0～100%）	不适程度 （0～100分）
非常快速地呼吸 60 秒				
依靠一根细吸管呼吸 120 秒				
盯着镜中的自己 90 秒				
低头的同时皱眉并收紧下巴 90 秒				

续表

练习	躯体感受	感受强度 （0～100分）	感受相似度 （0～100%）	不适程度 （0～100分）
腹部绑上10磅 （1磅约为0.45 千克）重的物 体行走120秒				

现在让我们来看看马特奥的《躯体感受评估工作表》（表
8-2）。该评估对马特奥来说很难，如果没有妻子在另一个房间守
着，他是无法完成的。马特奥注意到，有些练习并没有引来任何
不适，而另一些则让人相当不适。此外，他看到，眩晕是令他害
怕的主要躯体感受，在练习中出现的眩晕与他在自己所回避的某
些情境中体验的躯体感受完全相同。

表8-2　马特奥的《躯体感受评估工作表》

练习	躯体感受	感受强度 （0～100分）	感受相似度 （0～100%）	不适程度 （0～100分）
左右摇头30秒	眩晕	60	90%	80
	头晕到要 昏过去	50	70%	60

续表

练习	躯体感受	感受强度 （0 ~ 100分）	感受相似度 （0 ~ 100%）	不适程度 （0 ~ 100分）
反复（持续 30 秒）低头，置于两腿之间，然后迅速抬起	眩晕	30	20%	30
	头晕到要昏过去	30	20%	30
原地跑 60 秒（先咨询我的医生）	心跳加速	80	20%	20
	大汗淋漓	50	30%	30
	喘不过气来	20	30%	30
穿着厚夹克原地跑 60 秒	心跳加速	80	20%	20
	大汗淋漓	50	30%	30
	喘不过气来	20	30%	30
屏住呼吸 60 秒，或者能憋多久憋多久	头晕到要昏过去	10	20%	20

续表

练习	躯体感受	感受强度 （0～100分）	感受相似度 （0～100%）	不适程度 （0～100分）
坐在转椅上（不要站着）旋转60秒	眩晕	20	20%	20
	头晕到要昏过去	20	20%	20
	恶心	40	50%	30
绷紧主要肌群、腹部、拳头、前臂和肩膀60秒	肌肉刺痛	20	10%	0
非常快速地呼吸60秒	眩晕	60	40%	30
	恶心	80	80%	80
	大汗淋漓	50	40%	40
依靠一根细吸管呼吸120秒	喘不过气来	60	30%	20
	头晕到要昏过去	70	80%	80
	呼吸困难	60	30%	70

续表

练习	躯体感受	感受强度 （0～100分）	感受相似度 （0～100%）	不适程度 （0～100分）
盯着镜中的自己 90 秒	看到一点一点的	20	0%	0
低头的同时皱眉并收紧下巴 90 秒	脖子痛	20	0%	0
腹部绑上 10 磅重的物体行走 120 秒	喘不过气来	20	0%	0
	手感觉肿胀	20	0%	0

现在你对与焦虑或抑郁时体验到的感觉最相似的躯体感受已经有所了解，也知道了哪些躯体感受最让自己不舒服。那么，是时候列出你将进行的各项躯体感受暴露练习了。

马特奥按以下顺序列出了要进行的各项练习。

● 最不强烈且最不相似：左右摇头 30 秒。

- 中等强烈且中等相似：在转椅上旋转。
- 最强烈且最相似：快速呼吸 60 秒。

马特奥决定从左右摇头开始练习。该练习产生的躯体感受最不强烈，并且与他焦虑时通常体验到的躯体感受最不相似。他对开始做这些练习有点紧张，但他认为这项活动是一个很好的开端。

练习：练习躯体感受暴露

现在，是时候基于你的评估，列出你将要进行的各项躯体感受暴露练习了，顺序是从最不强烈且最不相似到最强烈且最相似。

- 最不强烈且最不相似：＿＿＿＿＿＿＿＿＿＿＿
- 中等强烈且中等相似：＿＿＿＿＿＿＿＿＿＿＿
- 最强烈且最相似：＿＿＿＿＿＿＿＿＿＿＿

如果你不愿意在没有旁人在场的情况下练习，这没关系。开始吧，前几次和支持你的人一起练习起来。不过最终你要在没有支持者的情况下做相同的练习，以充分受益于该项练习。在独自练习的过程中，你将获得自信心——你能够在没有任何人帮助的情况下应对不舒服的感受。请使用《躯体感受反应追踪日志》（表8-3）来追踪你的练习进展。

请查看马特奥的《躯体感受反应追踪日志》（表8-4），以了解如何记录自己的练习进展。

请持续练习，直到至少连续 4 次练习的痛苦程度评分都在 20

表8-3 躯体感受反应追踪日志

说明： 每天练习指定的躯体感受暴露任务。对每一种躯体感受都使用这样一个表格。在每次练习的日期旁边，为该感受的最大强烈程度和你对其感到的最大不适评分（0～100分）。将这些分数写在方框的四个象限中。请在方框顶部填入第一次练习的分数，然后顺时针在框中填入后续练习分数。

躯体感受：_____

没有	轻微	中等	较大	最大
0分	25分	50分	75分	100分

日期	强烈程度	不适程度	日期	强烈程度	不适程度

表8-4　马特奥的《躯体感受反应追踪日志》

说明：每天练习指定的躯体感受暴露任务。对每一种躯体感受都使用这样一个表格。在每次练习的日期旁边，为该感受的最大强烈程度和你对其最大不适评分（0～100分）。将这些分数写在方框顶部的四个象限中。请在方框顶部部分填入练习第一次练习的分数，然后顺时针在框中填入后续练习分数。

躯体感受：在转转椅上旋转。

没有	轻微	中等	较大	最大
0分	25分	50分	75分	100分

日期	强烈程度	不适程度	日期	强烈程度	不适程度
2月12日	40分 40分 35分	25分 25分 20分			
2月12日	30分 30分 30分	20分 10分 10分			
2月12日	25分 30分 30分	10分 10分 5分			

分及以下。你没有办法知道，要练习多少次才能让痛苦程度降到
20分及以下，但最好尽可能多地练习，尽可能接近这个水平。也
就是说，与其每隔3天左右练6次，不如试着每天练3～4次。
专家称这种方法为集中练习（mass practice），它比在一周内分散
练习更有效。如果你感到累了，任何时候都可以停下来——不过
请不要在练习的中途停下来，因为这只会强化旧习惯——你正在
努力想要打破的那个习惯——逃离令你不舒服的焦虑或抑郁情绪。

在练习过程中，请努力不要退缩。每次练习时，请设法让产
生的不适感的程度至少达到中等范围。你在练习中投入得越多，
得到的也就越多。完成第一项后，请在你的练习阶梯上往上移动
一级，如此这般，直到没有任何项目能够对你造成较大的痛苦或
焦虑。

外部情境性暴露

借助外部情境性暴露练习，你将操练如何接近并停留在触发
强烈焦虑或抑郁情绪的情境中。你可能会回避这些情境，比如，
参加聚会，在高速公路上开车，修改并完善简历，参加令人愉快
的活动。当你允许自己全身心地参与情境性暴露，同时抑制情绪
驱动性行为或其他情绪回避策略时，你将会在以下几个重要方面
培养起自己的情绪灵活性。

● 你对情境的自动评估和解释、躯体感受、情绪本身都将开
始发生变化，而且往往是无意识的。新的适应性解释和评估将开
始出现，尤其对于你的这个信念——你无法应对自己的焦虑和抑

郁情绪。

● 对于你用于回避或控制强烈的焦虑和抑郁情绪的策略，当你明白它们是不必要而无益的时候，就会开始抛弃它们。

● 你的焦虑和抑郁情绪也会开始改变。当有情境触发了你的焦虑或抑郁情绪时，你会注意到，它们没那么强烈了，而且会更快地减弱。这些都是你的情绪系统变得更加灵活的迹象。

建立情绪暴露练习阶梯

与躯体感受暴露一样，练习情境性情绪暴露的第一步也是建立一个练习阶梯。情境练习阶梯是包含会触发你焦虑或抑郁情绪的具体对象或情境（内部和外部）的清单，按照你预计自己会感受到的焦虑或抑郁情绪的强度来排序。

例如，假使你害怕在高速公路上开车，那么相比其他路段，某些路段可能会让你更加焦虑。你的高速公路练习阶梯可以包含让你感到焦虑的具体高速公路（或高速公路路段），从让你最不焦虑的路段到最焦虑的路段（若你开车经过）排序。同样，如果你感到抑郁，发现自己很难参与令人愉快的活动，则可以建立一个包含参与活动时间（如遛狗 10 分钟）的练习阶梯。

建立情绪暴露练习阶梯的过程包括 4 个步骤。

1. 选定各个练习情境。

2. 识别要抑制的情绪驱动性行为。

3. 确定替代行为。

4. 为各个练习情境排序。

第1步：选定各个练习情境

请想一想触发你焦虑或抑郁情绪的情境。考虑那些你回避或引发情绪驱动性行为的情境，比如，检查确认，分心走神，从他人那里寻求安慰。

例如，罗萨里奥害怕人们会注意到她脸红，认为她不称职。因此，她靠化浓妆来降低人们会留意到她脸红的可能性。她可以在自己的练习阶梯中加入第2步和第3步，把妆化得越来越淡，让旁人更可能发现她脸红。最后一个有点过头的步骤可以是，罗萨里奥利用化妆来让自己看起来像是在脸红，再次增加别人注意到她脸红的可能性。

对于亚尼内的情况，每次参加学校活动时，观察别的妈妈会给她带来"自己是个糟糕妈妈"的想法，这加剧了她的抑郁情绪。因此，她要么避免与其他妈妈交谈，要么试图将对话引到与她们孩子无关的话题上。亚尼内可以在她的练习阶梯中加入的步骤包括，与其他妈妈谈论她们的孩子和她的孩子，以及就她们的孩子和她们为自己的孩子所做的事情来赞美那些妈妈。

请试着列出一个清单，涵盖你焦虑或抑郁反应的范围——触发这些情绪，使其分别达到低、中、高程度的情境。例如，马特奥害怕在高速公路和地面街道上开车，他列出了在繁忙和安静的街道以及高速公路的某些路段上行驶长、短距离的情境。亚尼内则列出了在家中及工作场所发生的引发她抑郁情绪的愉快活动，比如，和孩子一起参加学校活动、艺术及手工制作、遛狗。

请试着尽可能以具体且详细的方式描述每一种情境。例如，不要写"从高处往下看",而要描述该情境为"站在阳台上离栏杆3英尺(1英尺约为0.3米)的地方往下看。"请记得为消极体验和积极体验二者都设计情绪暴露。

就像马特奥的情况那样,体验积极情绪(如喜悦或平静)会引来他的忧虑——担心自己没有为应对惊恐发作做好准备,或者害怕这些情绪已经让自己放松了警惕。在设计练习阶梯时,请考虑你是否会因为愉快的活动和积极的情绪触发焦虑或抑郁情绪而回避它们。

到目前为止,你可能已经在《情绪 ABC 工作表》中记录了各种各样的焦虑或抑郁发作情况。请回顾这些工作表,并在《情绪暴露计划工作表》的"练习情境"一列写下前因。你将在接下去的 3 个步骤中使用此工作表。

在考虑可能用到的练习情境时,你或许会注意到,某些可变因素会影响你的焦虑和抑郁情绪。靠近对象或情境会影响你焦虑或抑郁情绪的程度。例如,挣扎于惊恐症的马特奥知道,站在高处往往会触发他害怕的眩晕感觉。于他而言,靠近窗台或俯瞰会对他的焦虑起作用。例如,与 10 英尺相比,站在离阳台 5 英尺远的地方更令他焦虑。

你待在情境中或接近某物体的时长是另一个会影响你焦虑或抑郁情绪强度的可变因素。以罗萨里奥为例,她挣扎于社交焦虑,担心别人会注意到自己脸红,然后认为她怪异或不称职,因此,她避免与其他老师及校长有目光接触。相比 2 分钟,花 5 分钟时间看着校长的脸与其交谈更让她感到焦虑。

影响你焦虑或抑郁情绪的最后一个可变因素是事物的大小或程度。例如，若你怕狗，相比小狗，待在大狗周围可能会让你更焦虑。对患有抑郁症的亚尼内来说，如果她认为某位妈妈比她更亲切友好、体贴或专注于自己的孩子，那么她这种看法的程度会影响她抑郁情绪的强度。所以，相比贝尔塔，与格洛丽亚交谈会给亚尼内带来更多的抑郁情绪，因为亚尼内将格洛丽亚视为超级妈妈，认为贝尔塔虽然是好妈妈，但不是超级妈妈。

第2步：识别情绪驱动性行为

接下来，请再次查看你已经完成的《情绪 ABC 工作表》（表3–6），确定你用于回避焦虑或抑郁情绪以及控制其强度的典型情绪驱动性行为，并将其写进《情绪暴露计划工作表》（表8–5）的"情绪驱动性行为"一栏。稍后，你会将这些情绪驱动性行为转变为替代行为，以便从每一次情绪暴露练习中获得最大收益。另外，请先不要对这些练习情境的难度进行排名，在确定替代行为之后再这样做。

表8-5　情绪暴露计划工作表

0分	25分	50分	75分	100分
没有不适	有点不适	中度不适	强烈不适	极度不适

排名（分）	练习情境	情绪驱动性行为	替代行为

续表

排名（分）	练习情境	情绪驱动性行为	替代行为

　　你可以查看一下马特奥和亚尼内的《情绪暴露计划工作表》（表8-6），以了解如何做到这一点。在"练习情境"一栏，马特奥填写了一些他倾向于回避的项目，因为这些事情触发了他的焦虑情绪，并引出他用于熬过那个艰难时刻的情绪驱动性行为；也请注意马特奥在"情绪驱动性行为"一栏所填写的内容。同样，在表8-7的"练习情境"一栏，亚尼内描述了她和孩子一起参加活动的情形，当时她在观察其他妈妈与自己孩子互动的样子；在"情绪驱动性行为"一栏，她列出了自己为了控制抑郁情绪而所做

或未做的一些事情。

表8-6 马特奥的《情绪暴露计划工作表》

0分	25分	50分	75分	100分
没有不适	有点不适	中度不适	强烈不适	极度不适

排名（分）	练习情境	情绪驱动性行为	替代行为
10	乘坐自动扶梯上行	闭上眼睛或看向别处，紧紧抓住扶手	双手插进口袋，远离其他人，身体微微靠在扶手上
90	站在地铁站台上，离站台边3英尺俯视铁轨	扭头看别处，背靠墙站着，尽可能远离轨道	双手插兜，远离其他人，身体微微前倾
80	站在阳台上，距离栏杆1英尺往下看	转移视线，背靠墙站立，尽可能远离轨道	双手插在口袋里，独自待着，身体略前倾
70	站在楼梯间，距台阶边缘1英尺向下看楼梯	紧紧抓住扶手，向前看，不往下看	看着远处的路面，远离其他车辆，独自前行
40	下班后，选择往下去往山谷的高速公路路段开车回家	在最右边的车道上行驶，向前看，不看路面	看着远处的路面，远离其他车辆，独自前行
50	在停车场2层，从距离栏杆1英尺的地方往下看	紧紧抓住扶手，向前看，不往下看	双手插兜，独自待着，身体稍微前倾
60	站在阶梯的往上6级处	紧紧抓住上面的台阶，向前看，不往下看	向下看，伸出双手

续表

0分	25分	50分	75分	100分
没有不适	有点不适	中度不适	强烈不适	极度不适

排名（分）	练习情境	情绪驱动性行为	替代行为
100	乘坐自动扶梯下行	紧紧抓住扶手，向前看，不往下看	往下看，不抓扶手，独自待着
20	在我家所在街区的地面街道上行驶	低于限速行驶；在行人稀少的区域行驶	在有行人的区域限速行驶

表8-7　亚尼内的《情绪暴露计划工作表》

0分	25分	50分	75分	100分
没有不适	有点不适	中度不适	强烈不适	极度不适

排名（分）	练习情境	情绪驱动性行为	替代行为
90	去参加妈妈们的群体聚会	从不参加	微笑，跟两位妈妈打招呼
100	前夫来接孩子时，与其聊天5分钟	前夫进家里来时离开房间	对前夫微笑，问他有什么好玩的事情
80	与学校中的其他指导妈妈（负责促进教师与家长之间的沟通等事务）	缩短互动时间，找借口避免说话	与指导妈妈交谈10分钟，问问她的爱好

续表

0分	25分	50分	75分	100分
没有不适	有点不适	中度不适	强烈不适	极度不适

排名（分）	练习情境	情绪驱动性行为	替代行为
60	和孩子一起玩棋盘游戏	告诉孩子，我太累了，玩不了游戏，或者只玩几分钟	玩整轮棋盘游戏，结束后给孩子们做热可可
70	清晨和朋友一起散步	要么避免和朋友散步，要么散步时假装"感觉良好"	邀请朋友每周散步两天，告诉朋友我过得怎么样
40	和辛迪一起做2小时的剪贴簿	不做剪贴簿	和辛迪一起做剪贴簿，做简单的午餐与之分享
50	独自遛狗30分钟	通常在确信不会看到任何人的时候才去遛狗，而且只遛几分钟	早上将孩子送到学校后去遛狗，对路上碰到的人微笑
30	独自遛狗10分钟	通常在确信不会看到任何人的时候才去遛狗	早上将孩子送到学校后去遛狗，对路上碰到的人微笑
10	给雅米读故事	通常会避免给雅米读故事，不过如果这样做了，就读得很快	读30分钟故事，并和雅米谈论书中她最喜欢的图片
20	给孩子们读故事	仅限1个故事，并且读得很快	给孩子们读2个故事，不慌不忙，让他们选择书籍，并询问他们对书中图片的想法

第3步：确定替代行为

为了能从每一次情绪暴露练习中获得最大收获，非常重要的一点，是你需要克制自己，不要在情绪暴露的过程中实施任何情绪驱动性行为。这些情绪驱动性行为很可能是无意识的，使你陷入一种模式——甚至你连想都不会想一下，就自动回避或控制自己的焦虑或抑郁情绪。为了帮助你抑制这类行为，事先做计划很重要。阻止情绪驱动性行为的最佳方法是采取替代行为。

在这一步，你将把替代行为添加到已经开始填写的《情绪暴露计划工作表》中。在工作表的"替代行为"一栏，请加入你将在情绪暴露期间练习的替代行为。例如，当马特奥站在地铁站台上时，他会避免往下看铁轨，待在远离站台边缘的地方，他甚至会将身体往后仰一点点，以防万一自己感到眩晕。此外，他喜欢远离其他人，因为他害怕如果他头晕目眩，人们可能会不小心将他推向站台边缘。马特奥捕捉到了这些情绪驱动性行为，然后将其反过来，这样他就可以在没有任何典型情绪驱动性行为的情况下完全投入到情绪暴露中。请查看马特奥的那些替代行为。

同样，亚尼内也认真、充分地思考了如何能将自己典型的情绪驱动性行为快速改变为替代行为，在开展特定的情绪暴露时，她可以练习这些替代行为。亚尼内的表格在马特奥的后面，请也查看她的那些替代行为。

第4步：为各个练习情境排序

现在，是时候进行最后一步了。在此步骤中，你将为各个情境排名（范围为 0 ~ 100 分），其根据是，如果你在不用任何情绪驱动性行为来减少焦虑或抑郁情绪的情况下全身心投入到情境或活动中，那么你对焦虑或抑郁情绪的程度会做出怎样的预测。假如两个练习情境让你感觉同样困难，那可以问问自己会先做哪一个。你很可能会选择稍微容易一点的那个。在你的练习阶梯中，将那个容易的放在难的下面。在"排名"一栏，按 0 ~ 100 分为每种情境评分。请回看一下马特奥和亚尼内的《情绪暴露计划工作表》，了解他们是如何为自己的练习情境排名的。

练习外部情境性情绪暴露

现在你已经创建好了自己的情境性情绪暴露阶梯，是时候练习第一次情绪暴露了。在本节及下一节中，对于触发你焦虑或抑郁情绪的外部和内部情境二者，你将应用 F–A–C–E 四步骤，这些情境包括令人不安的想法和脑海中的画面以及某些躯体感受，它们都是你焦虑或抑郁情绪的一部分。

正如你所了解到的，情绪暴露的目标是增加你的情绪耐受力，从而提高你的情绪灵活性。之所以情绪灵活性会提高，是因为你在情绪暴露练习中会学到一些东西，它们能促使你以更灵活的方式思考、参与和行动。也许你思维中最重要的变化是你认为自己能够应对强烈的焦虑或抑郁情绪，因此没有必要采用情绪回避和情绪驱动性行为。

为了对这种新的学习有所帮助，追踪以下内容很重要。

● 你练习之前的所想、所感和所做。

- 你希望在练习过程中记住的东西。

- 你从练习中学到的东西。

请查看马特奥的一份《情绪暴露练习日志》（表8-8）。请注意他是如何预测自己在情绪练习期间会惊恐发作的，这个预测让他感到非常焦虑。他还留意到，自己有紧紧抓住扶手的冲动，但为了对抗这种情绪驱动性行为，他抓得稍微松了一点。最后，马特奥反思了自己学到的东西，这有助于他树立自信心，从而使他愿意再次尝试同样的情绪暴露。

表8-8　马特奥的《情绪暴露练习日志》

说明：根据你的情绪暴露练习阶梯来描述情绪暴露任务，描述你将在任务进行期间用到的替代行为，描述你在之前的情绪暴露练习中学到的有用东西。开始情绪暴露之前，请描述你当时思考的内容（如预测、解释、假设）、察觉到的躯体感受以及想要控制自己情绪的任何行为或冲动。完成情绪暴露后，请描述你投入该练习的时长（以分钟为单位）、练习期间及结束时你所感受到的不适程度（0～10分）以及你试图控制或抑制自己情绪的尝试（如果有话）。最后，请描述你学到的有帮助的东西。你害怕的后果发生了吗？你能应对这些情绪吗？你是如何做的？你的预测、解释或假设准确不准确	
情绪暴露任务	在24楼会议室里，双手插兜，远离其他人，身体微微前倾，从距离窗口1英尺的地方向外看
为了此练习，先前学习记忆的内容	
我预测了自己会惊恐发作，会头晕目眩并跌倒，但我上次尝试暴露时并没有这样。当时我很焦虑，确实感到眩晕，但没有跌倒。我不需要伸出手来撑住自己，即便在感到头晕的时候，身体前倾也并不意味着我会跌倒。头晕是我焦虑情绪的一部分	

续表

情绪暴露练习之前	
评估你的预期不适程度（0 ~ 10分）	3 分
你在想什么	如果我感到恐慌，就会头晕目眩并昏倒
你有什么样的躯体感受	我觉得头晕，心跳加速，大汗淋漓
你在做什么或有想做什么的冲动	我发现自己往后靠了一点，我想把双手从口袋里抽出来，至少抽了一半
情绪暴露练习之后	
练习时长（分钟）	20 分钟
练习期间的最大不适程度（0 ~ 10分）	4 分
练习结束时的不适程度（0 ~ 10分）	2 分
试图回避或控制情绪的尝试	我注意到，在感到恐慌、头晕时，我把右手从口袋中抽了出来。这是无意识的。我还摇了摇头，让脑袋清醒，并且做了深呼吸，以防惊恐发作
你学到了什么	在开始感到头晕时，我会惊慌、害怕。我注意到，在做该暴露练习的过程中，我的焦虑和头晕减轻了。由此我相信，是焦虑导致了头晕。我留意到，如果开始出现要昏倒的感觉，我就会想把双手从口袋中抽出来撑住自己，但我让手一直待在口袋里，任由自己感到头晕目眩，但并没有昏倒。下一次，我将花 30 分钟而非 20 分钟来做这个暴露练习。我察觉到，在 20 分钟结束时，我感觉轻松了很多。这说明，更长时间的暴露帮助我了解到，我能够应对这些情绪的时长甚至可以超过 20 分钟

亚尼内的《情绪暴露练习日志》（表8-9）看上去有点不同。她决定清晨去遛自己的狗"布默"，并对路上遇到的每个人微笑。通常她会避免对人们微笑，因为她认为自己没有精力和任何人说话。另外，若前一天没有花很多时间陪孩子，她还会因为给自己做了一些事情而感到内疚。亚尼内遛着布默，对经过的人微笑。她反思了这个过程，了解到她能够应对自己的疲乏和内疚情绪，并有精力与人交谈。事实上她发现，在与人互动的遛狗过程中，她感觉好一点了。

表8-9　亚尼内的《情绪暴露练习日志》

说明：根据你的情绪暴露练习阶梯来描述情绪暴露任务，描述你将在任务进行期间用到的替代行为，描述你在之前的情绪暴露练习中学到的有用东西。开始情绪暴露之前，请描述你当时思考的内容（如预测、解释、假设）、察觉到的躯体感受以及想要控制自己情绪的任何行为或冲动。完成情绪暴露后，请描述你投入该练习的时长（以分钟为单位）、练习期间及结束时你所感受到的不适程度（0～10分）以及你试图控制或抑制自己情绪的尝试（如果有的话）。最后，请描述你学到的有帮助的东西。你害怕的后果发生了吗？你能应对这些情绪吗？你是如何做的？你的预测、解释或假设准确不准确
情绪暴露任务　　清晨遛布默10分钟，对路上经过的每个人微笑
为了此练习，先前学习记忆的内容
上次做这个暴露练习时，我大概看到7个人带着他们的狗。每个我对之微笑的人都回我以微笑，有几个女的还停下来和我聊天。遛到最后，我感觉好多了。一般而言，遛布默是件苦差事，但上一次我享受多了，尤其喜欢和碰到的那几个女的聊天

续表

情绪暴露练习之前	
评估你的预期不适程度（0 ~ 10分）	4分
你在想什么	我有点担心，我没有精力与那些想和我说话的人交谈。我比上次做这个练习时累多了
你有什么样的躯体感受	有点注意力难以集中。我觉得疲惫，并且有点紧张
你在做什么或有想做什么的冲动	我在想今天早上不去了。我知道逃避是自己的做事习惯，所以还是打算去。不过我在想借口，以告诉治疗师我为何放弃
情绪暴露练习之后	
练习时长（分钟）	15分钟
练习期间的最大不适程度（0 ~ 10分）	2分
练习结束时的不适程度（0 ~ 10分）	1分
试图回避或控制情绪的尝试	看到上次遇见的那个女的后，我开始感觉好多了，所以抑制住了离开的冲动
你学到了什么	我再次了解到，在为自己做一些有益或有趣的事情时，我能够应对内疚情绪。我还认识到，即便难以集中精力或感觉疲惫，我依然可以遛布默。而且，一旦对某人微笑并与其交谈，我立马就会开始感觉好很多。我想最重要的一点是要容忍自己的内疚感，这样才能照顾好自己。没事的。仅仅因为让自己开心并不会使我成为一个坏妈妈

对于每一次完成的情绪暴露，你需要花一些时间反思并从中学习是必不可少的事情，你需要特别注意自己回避或控制情绪的方式。后者是典型的情绪驱动性行为。

现在，请在你的练习阶梯上选定一个地方开始（表8-10）。你可能希望从令人不适感最小或者稍微多一点那一级开始挑战。你的选择不仅要基于你预测自己会感受到的焦虑或抑郁情绪的程度，而且要依据你对以下这一点的信心大小（0 ~ 100%）——在不做任何尝试来控制或回避情绪（包括分散注意力）的情况下。你能够应用F-A-C-E四步骤来应对自己的情绪反应。接下来，请闭上眼睛，将意识转向你的焦虑或抑郁情绪，锚定你的呼吸（第5章）一会儿。

表8-10 情绪暴露练习日志

说明：根据你的情绪暴露练习阶梯来描述情绪暴露任务，描述你将在任务进行期间用到的替代行为，描述你在之前的情绪暴露练习中学到的有用东西。开始情绪暴露之前，请描述你当时思考的内容（如预测、解释、假设）、察觉到的躯体感受以及想要控制自己情绪的任何行为或冲动。完成情绪暴露后，请描述你投入该练习的时长（以分钟为单位）、练习期间及结束时你所感受到的不适程度（0 ~ 10分）以及你试图控制或抑制自己情绪的尝试（如果有的话）。最后，请描述你学到的有帮助的东西。你害怕的后果发生了吗？你能应对这些情绪吗？你是如何做的？你的预测、解释或假设准确不准确
情绪暴露任务
为了此练习，先前学习记忆的内容

续表

情绪暴露练习之前	
评估你的预期不适程度（0 ~ 10分）	
你在想什么	
你有什么样的躯体感受	
你在做什么或有想做什么的冲动	
情绪暴露练习之后	
练习时长（分钟）	
练习期间的最大不适程度（0 ~ 10分）	
练习结束时的不适程度（0 ~ 10分）	
试图回避或控制情绪的尝试	
你学到了什么	

　　一旦你锚定了呼吸，就可以将注意力集中到自己的焦虑或抑郁情绪上。对于你可能已经回避了好几个月或者几年的情绪，预期要走进它们时，你也许会感到有点焦虑。这很正常。现在，请

观察你的焦虑或抑郁情绪，不要评判或分析它们。与你的情绪相伴相随，并在当下时刻关注它们，接纳它们并提醒自己，它们会来了又去，反反复复。

内部情境性暴露

你已经练习了躯体感受情绪暴露，该方法是指你如何面对作为自己焦虑或抑郁情绪一部分的内部躯体感受。不过，你可能还会回避另一种内部体验——特定的想法或脑海中的画面，它们往往会加剧你的焦虑或抑郁情绪。例如，你可能已经注意到，在你真正遭遇让自己焦虑的情境之前的几天、几周内，你会变得更加焦虑。通常这意味着，即使不在情境中，你也会想象自己身处其中。当你真正进入自己害怕的情境的那一天临近时，这个画面会触发你的焦虑反应并加深畏惧感。

每天晚上，当马特奥想象乘坐地铁站的自动扶梯时，他就开始担心，感到焦虑。虽然安全地躺在家中床上，但在他焦虑的大脑中，自动扶梯的形象赫然耸现，并且一天比一天庞大，一天比一天恐怖。马特奥尽力不去想自动扶梯，但努力避免想着这些画面只会增加他的痛苦——在抵抗这些画面时，他发现自己无法思考其他任何事情了。

同样，每当亚尼内想到她前夫，他告诉她想要离婚的画面都会闪过她的脑海。这个画面让她感到非常内疚和沮丧，因为她为了离婚而责备自己，并认为，如果她是个更好的配偶和母亲，她丈夫就不会离开她。因此，任何时候，只要想起她丈夫，她就赶紧借助看电视或狂吃饼干来分散自己的注意力。

内部情境性暴露的目标是培养你对这些想法和画面触发的情绪的耐受力。当你变得能轻松自在地面对某些想法和画面时，就会开始逆转回避它们的习惯。随着时间的推移和更多的练习，你会注意到，这些令人痛苦的想法和画面不再那么频繁地进入你的大脑了，而且，当它们出现时，会很快自行离开，消失在其他争夺你的注意力的想法和画面的海洋中。

建立内部情境性情绪暴露阶梯

很多时候，内部情境性情绪暴露是你为现实生活中的情境性暴露做热身的绝佳方式。为了给这些脑海中的画面建立情绪暴露练习阶梯，请使用你的情境练习阶梯，为每个层级创建一个场景。

例如，马特奥设计了一个场景，他想象自己站在楼梯间的台阶边缘，俯视下面的楼梯平台。在该场景中，他想象自己在楼梯上努力保持平衡时感到头晕目眩，因为向前倾着身子，他的身体在战栗，膝盖在颤抖，感觉自己好像要往前翻下楼梯。马特奥还创建了一个更可怕的场景，他想象自己真的摔下了楼梯——被头晕目眩击败了，无法控制自己的身体，向前翻倒下去，滚过一级又一级台阶，无力停下来。

马特奥建立了包含 6 种独立场景的阶梯——从最不可怕到最可怕的。痛苦程度最低的场景包括在乘坐自动扶梯时感到头晕，或者在某个高速公路路段上开车时等着眩晕来袭。下面是他的视觉化场景之一。

我上班时待在楼梯间的平台上，迈步下第一级台阶时，突然头晕起来。我伸手去抓扶手栏杆，但是头太晕了，我好像找不到它。我吓坏了，腿和手都在颤抖。我试着从边上往后靠，但眩晕压垮了我，我无法控制自己的身体。我感觉自己开始向前倾斜，拼命想靠向台阶的一边，但心里非常慌乱，身体继续向前倾。我开始感觉自己掉下去了，试图停止下坠，但做不到。慢慢向前倾斜时，我感觉自己完全失控了。我看着自己开始坠落，做着慢动作。我伸出双手要保护自己，但恐惧让我僵住了，胳膊动弹不得。我开始慢慢倒下去，像一棵树，慢慢落向下面的台阶。

亚尼内也设计了一个场景，她想象她的前夫跟自己说要离婚，因为她是个糟糕的配偶和母亲，而自己感到"内心遭到了重创"，非常内疚、沮丧，很难集中注意力，身体极度沉重。她想象前夫脸上厌恶的表情以及摇头走开的样子。亚尼内的阶梯有其他层级，包括她参加有趣活动甚至也会感到内疚的内容。下面是她的视觉化场景之一。

我和辛迪一起在客厅里玩，我们制作剪贴簿，享受美好时光。我微笑着，哈哈大笑着。我已经好几个月没这么开心了。然后，我开始想我的孩子。我想，当孩子深受离婚影响的时候，只有糟糕的母亲才会选择享受乐趣。我感到非常内疚，一直在想，是我毁了他们的生活，这都是我的错。我知道，如果我是一个更好的配偶，我丈夫就不会离开我。我真是太自私了，孩子在受苦，我却在和辛迪一起玩。我是个糟糕的母亲、糟糕的人，不管有什么坏事发生在我身上，我都是活该。

要尽量在场景描述中包含尽可能多的细节。全都写下来，就好像它们现在正发生在你身上一样。用第一人称书写，尽可能多地包含你的想法和感受。也要包括出现的、你想要回避的不舒服的躯体感受。在马特奥的例子中，他提到了头晕，也写到了胳膊和腿颤抖、身体前倾的感觉。亚尼内则说到她脸上挂着微笑，感到很快乐。请在下面写出你想要练习的第一个视觉化场景：

练习：练习内部情境性情绪暴露

现在你已经写好了一个视觉化场景，请用录音的方式录下来。找一个不会被打扰或分心的地方练习。请闭上眼睛听录音。聆听时，想象录音中的场景正在发生。以你学到的方式应用 F-A-C-E 四步骤来应对出现的情绪，要把注意力集中在该视觉化场景带来的体验上，抑制任何走神的冲动。每天听三四遍录音。如果有时间的话，可以听更多遍。你还可以反复阅读该场景的文字版。请使用《情绪暴露练习日志》来追踪你的学习进展。

长话短说

深刻而持久的改变——会改变你人生的那种改变——始于培养你对强烈焦虑和抑郁情绪的耐受力。在培养你的情绪耐受力时，请记住：

◆ 你能够靠自己来应对焦虑和抑郁情绪，而不需要设法用情绪驱动性行为来回避或控制它们。

◆ 你能够抑制自己的情绪驱动性行为，反复这样做时，你以这种方式回避或控制自己情绪的冲动就会变得不那么强烈。

◆ 你没有理由害怕、畏惧自己的情绪体验。当你对这些情绪变得更加开放时，它们就越来越不会成为你受折磨的重要来源。

第9章

培养感激态度与自我同情

感激态度和自我同情对于你从过度焦虑和抑郁中恢复过来至关重要。感激态度会增加你的快乐、幸福感和福祉，而自我同情则能平息你内心严苛的自我批评，这些批评会削弱你的自信和自尊，从而给你的焦虑和抑郁情绪火上浇油。

◎ 感激态度

感激是一种态度。这种态度鼓励你珍惜已有的东西，珍惜当下拥有而不是希望将来拥有使你快乐的东西。这种态度挑战了这样一种信念——在满足每一样需求之前：新车、新体验或新关系，你不会感到满足。

感激态度可以有许多种体现方式。对有些人而言，它是一种神奇时刻：一朵樱花、一块温热的巧克力曲奇。对另一些人而言，它是对一些小事情的感谢：你伴侣奇异的幽默感或者寒冷清晨里温暖的床铺。感激态度还可以表现得非常简单——告诉自己，要记得自己有多幸运，或者不要把什么事都视为理所当然。不管感激态度对你意味着什么，它都是一种应对生活的强大方式。当你焦虑或抑郁时，培养感激态度来面对生活可以有几项益处。

1. 感激态度能增加快乐、幸福感。常常心存感激的人更有可能感受到来自朋友、家人和同事的爱和关怀。它能使你聚焦于当下，感谢现在拥有的而不是没有的及认为自己需要的东西。它还可以带来积极的情绪，比如喜悦、爱和满足，从而缓解焦虑和抑郁等消极情绪。

2. 感激态度能提高乐观程度。感激态度能让你在任何情况下都看到好的一面，不管你认为它可能有多糟糕，这就是乐观。虽然出状况时要从中看到一线希望并非总是那么容易，但乐观态度可以帮助你应对困难处境，以更灵活、更巧妙的方式驾驭生活。

3. 感激态度能增添福祉。心怀感激的人更关注自己的健康和福祉，更有可能参加锻炼、保持健康饮食。这类人往往寿命更长，较少感到焦虑、压力和抑郁，能更好地应对生活中的艰苦磨难，因为他们认为没有什么是理所当然的。

4. 感激态度能提高生活的整体质量。培养感激态度可减少焦虑和抑郁情绪，不过它的作用远远不只这一点。感激态度会使生活更有价值，因为你会感谢那些让日子更值得过的小事情：在阳光下漫步、穿着旧法兰绒衬衫的舒适感、孩子咯咯的笑声、心爱的猫或狗坐在腿上的温暖。

5. 感激态度能增进与他人的积极关系。感激态度可以提升、加强你的人际关系。在向配偶、孩子、员工或朋友表达感激之情时，他们对你的情绪会更加积极。感激态度能滋养人际关系，增强人与人之间的温暖和信任感。若你能向他人表达感激之情，当关系出现问题时，他们就会更自在地表达对此的担忧。

虽然刚开始培养感激态度时会令人觉得怪异，但当你体会到日常生活中感激态度带来的益处时，它就会变得真实起来。以下练习将培养感激态度，并能利用生活中积极的微小时刻所带来的好处。

练习：凭借感激态度体验快乐幸福

请遵循以下步骤，亲身体验感激态度对你的快乐、幸福和福祉的影响。

1. 用 0 ~ 100 的分值范围来为你的快乐、幸福和福祉评分（其中 100 分表示强烈的幸福感）。

2. 让自己舒服地坐着，闭上眼睛，专注于你感激的事情。从你的健康、你朋友和家人的健康和安全开始。对自己说："我感激此时自己很健康。"想象你正行走在美丽的公园里或自己最喜爱的小径上，感激你的心脏在跳动，你健康而强壮；感激你的肌肉在协同工作，带你去想去的地方；感激你能听到鸟鸣或所爱之人的声音，能感受到掠过皮肤的微风或脸颊上的亲吻；感激你看到的周围的东西；感激树木和天空的颜色；感激你的胃填满食物，身上穿着温暖舒适的衣服；感激在散步之后，你能回到安全、干燥的地方居住；感激你有爱你、关心你的朋友和家人。

在你的大脑中，列出你为之感激的内部和外部的所有东西，前者如你的心跳、视力，后者如朋友、家人、舒适、美丽。现在，

当你怀着感激之情度过片刻时光时，请敞开心扉去体验快乐、幸福和福祉。（停顿20秒）

3. 现在，重新为你的快乐、幸福和福祉程度评分，分值范围为0～100分。

请描述你怀着感激之情度过时光时的感受；你是否感到更快乐一点了？你有没有察觉到更平和、更幸福的感觉？哪些有关过去的人或事的美好回忆浮现在了脑海？他们让你感觉如何？你是否觉得焦虑或沮丧少了一点？

_____

_____

_____

_____

_____

4. 现在，再次闭上眼睛，想象自己正坐在小河边。河水缓慢地流动，又黑又深。水面上漂浮着数百片树叶，树叶间相隔几英尺。在每一片叶子漂过时，想象你将一样自己感激的东西（第2步中提到的）放在叶子上。请看着你的健康随叶子渐渐远去，看着你的视觉、听觉和嗅觉远远漂走，看着你的家、暖和的衣服、储藏室中的食物随波而去，看着你的朋友和家人顺流而下……当你对那些自己为之感激的东西放手时，请敞开心扉来接受由此产生的情绪。

5. 再一次重新为你的快乐、幸福和福祉程度评分，分值范围为 0 ~ 100 分。

请描述在所有你为之感激的东西漂走时自己的感受。你有没有感到有点难过或焦虑？你是否察觉到无望或无力的感觉？有没有关于过去的人或事的不愉快回忆浮现脑海？他们令你感觉如何？

_____

_____

_____

_____

_____

练习：坚持书写感激日记

或许实现心怀感激之情度过时光的最简单方式是坚持书写感激日记。它能鼓励你关注生活中那些你可能认为是理所应当存在的美好事物。如果对生活中常见美好事物的来源变得麻木、迟钝，我们就会更加焦虑和抑郁。相比仅仅想着你感激的东西，把你的想法写下来会带来更多的情绪感染力。书写日记能让你与自己的经历相关联，并为生活和你在其中的位置创造更大的意义。请遵循以下建议，让你的感激日记发挥最大功效。

1.要致力于让自己更能心怀感激，更能感受快乐。你的这种愿望是一个关键因素——希望借助心怀感激之情度过时光的过程来体验更多的快乐、幸福和福祉。像大多数活动一样，对于你是否能成功地书写感激日记，你做这件事的动力和从中得到的益处会有很大的影响。

2.要追求深度而非广度。写日记时请作详尽阐述。例如，不要只是简单列出你感激的事情，比如"格伦今早给我打电话了"，请试着写下："格伦花时间给我打电话了。他很忙，但在通话时似乎并没有急匆匆的。关于我和我最近的生活，他说了一些动听的话。生活中有格伦，我真是太幸运了。"

3.要关注人多于事。虽然生活中有很多让你感激的事情，但对人（朋友、孩子、配偶、家人）的感激能最大限度地影响你的幸福。每一天，请写下一位你很感激在自己的生活中拥有的人。

4.要包括让人惊喜的事情。请记录你没有预料到的事情，比如，来自朋友的随机短信，或者刚刚绽放的玫瑰花蕾。惊喜会引发令人惊叹的、更强烈的感激之情。

5.不要让它成为一项工作。相比每天记日记，每周写一两次更有帮助，这或许是因为，严格而过度地记日记会令其变为苦差事。与之相反，请每周尝试几次。在一天中的什么时候做无所谓，只要去做就行。

在坚持写几周感激日记后，请审视一下自己。在下面提供的空行上，请描述你在过去几周中的感觉。你感觉轻松一点或不那么焦虑了吗？在日记中添加内容时你微笑了吗？你还记得来自他人的相似善意吗？它使你想要对他人表达感激之情吗？不仅仅是对朋友和家人，对街上的陌生人也是这样吗？

_____

_____

_____

_____

_____

_____

练习：写感谢信

你可以通过写感谢信来提升自己的幸福感，感谢信能表达你对他人给你生活带来影响的享受感觉和感激之情。它也能促进人际关系，而人际关系是快乐、幸福的主要来源。在写感谢信时，请敞开心扉来接受感激和幸福的感觉。当你与该人给予你的特殊善意产生共鸣时，你可能会热泪盈眶。

把感谢信发出去，或者在可能的情况下，亲自送过去并为对方朗读（或在电话里）。养成每月起码发送一封感谢信的习惯。没时间写？那么想想某个为你做过好事的人，在心里感谢此人。

请描述你在写几封感谢信时的感受。你有没有再次体验到感激之情？在写感谢信时，你是否记起了其他自己想感谢的特别人物？

_____

_____

_____

_____

_____

_____

练习：感激冥想

心怀感激之情度过时光的另一种方式是做感激冥想（gratitude meditation）并每日倾听。感激发生在当下时刻，而冥想涉及不加评判地聚焦于当下时刻（见第5章）。虽然人们往往专注于单词或短语（比如"平和"），但也可能专注于你所感激的东西（比如你孩子的微笑、最喜欢的歌曲、所爱之人的拥抱）。

首先，找一个安全、安静、不会有人打扰你的地方。坐下或仰卧。确保你足够暖和。松开任何束缚你的衣物，以便能够自在、舒适地呼吸。你不妨大声朗读脚本并录下来，这样就能在做感激冥想时播放录音。请试着制作10分钟左右的录音。

闭上眼睛，做一次缓慢的深呼吸，将自己带到当下时刻，开始进入感觉更平和、更专注的过程。采用腹式呼吸，吸气时腹部凸起，呼气时腹部凹下。

现在，花一两分钟在心里扫视你的全身，看有没有紧绷、有压力或酸痛的地方。然后，将你吸入的温暖、饱含氧气的气息送入那个地方。呼气时，缓解紧张、释放压力。

留意任何焦虑、悲伤或其他情绪，比如恼怒、嫉妒或内疚。只需在吸气时带入这些情绪，注意它们，并在缓慢呼气时让它们流出来。

（停顿 30 秒）

现在，有了平静的身体和清晰的头脑，请聚焦于你为之拥有感激之情的事件、经历、人、宠物或所有物。回想以下这些特别的礼物。

● 生命本身这件礼物，是最珍贵的礼物：有人生下了你；在婴儿期，有人喂你，给你换尿布，穿衣服，洗澡，教你说话并拥有理解能力。

● 听觉这个礼物，使你能够聆听和学习：不论是鸟儿的歌声、管弦乐队的音符，还是家人和朋友的声音、你吸入和呼出的气息声。

● 心跳这个礼物：平稳、持久而有规律，一刻不停地将新鲜、赋予生命的血液泵入所有器官。

（停顿 30 秒）

现在，想想我们如今拥有的所有东西，这些东西让我们比曾曾祖辈生活得更轻松、更舒适。

● 你拨动开关，光就出现了。

● 你转动水龙头，干净、可饮用的水就流出来了。

● 你调解温控器，房间就会变暖或变凉。

● 你有下雨时可以让你保持干燥的屋顶、能够挡住寒风的墙壁、让光线进来的窗户、防止虫子进入的纱窗。

● 你坐进车里，它就可以带你到你想去的地方。

● 你可以用洗衣机洗衣服。你有衣服穿，也有存放它们的地方。

● 有机器设备可以在适当的温度下存储你的食物并帮助你烹饪。

● 你有室内管道设备。

● 你有公共图书馆，里面有成千上万的书籍，任何人都能免费借出和阅读。

● 你有公立学校，在那里，你学会阅读和写作，仅仅几百年前，还只有极少数人有机会拥有这些机会。

（停顿 30 秒）

现在，花点时间考虑一下成千上万所有辛勤工作的人，其中一些人完全不认识你，却使你的生活变得更轻松、更愉快。

● 种植、养殖、收获你的食物的人。

● 将食物运送到市场的人。

● 使公路和铁路更容易运输食物的人。

● 维护那些车辆及配套的驱动设备、装载设备、卸载设备的人。

● 设计商店、货架和包装技术的人，保障食品安全，让你找到自己想要的东西。

● 分拣邮件的邮政工作人员以及投递邮件的其他人员。

● 维护服务器的人，使你可以获取、发送电子邮件以及访问互联网。

● 收集、分类、处置垃圾和回收物的人，使你的家庭和社区保持清洁、安全。

- 收集新闻故事和图片的人，让你一直能获取信息和消遣。

- 从事体育运动或创作艺术、音乐的人，让你能够得到快乐、充实自己。

（停顿 30 秒）

现在，想想你认识的人和宠物，他们丰富了你的生活。那些对你微笑、为你加油的人。那些家人、朋友、熟人、同事和同龄人。那些投入工作的先人，这样你才能过上好日子。那些在你需要肩膀来哭泣或者需要援助之手时给你提供支持的朋友。

（停顿 30 秒）

现在，花点时间反思一下你在此刻心怀感激的自身原因。在这一刻，有太多值得感激的事情。感激之情充满你的心灵和大脑，振奋你的精神。

（停顿 30 秒）

完成后，请安静地休息几分钟，注意全身的感觉，留意你的情绪和想法，将其与开始前的相比较。不要评判，只是关注。轻轻地伸展开你的手、胳膊、脚、腿。如果你选择站起来，那么慢慢地进行。

在以下提供的空行上，请描述你在倾听感激冥想时的感受。你有没有体验到快乐、平和、幸福的感觉？你是否感到没那么担忧和焦虑了？你是否感觉对自己的未来多了一点希望、少了一点沮丧？

_____

_____

_____

_____

　　总而言之，感激态度不只是指对生活中的美好事物心存感激，而是感谢生活中的一切。在你的生活中，可能有些事情最初看上去很糟糕，但经过进一步的思考，实际上你会得到学习和成长的机会。例如，"良好但非杰出"的工作评估能激励你承担新任务或在来年更加努力一点。感激态度的一部分内容是在所有事情中认识到这种福祉：起起与落落、成功与失败。

◎ 自我批评

　　同其他所有人一样，你有一个"内心的声音"（inner voice）在和你说话。有时候，这个内心的声音非常严苛。如果你焦虑，可能会因为回避某事而批评自己。比如，马特奥回避乘坐自动扶梯，他称自己为"懦夫""胆小鬼"。若你尝试新事物失败了，可能也会就此批评自己。自我批评会降低你的自信心，而自信心的降低会增加你的焦虑。你的批评性内心声音在你的脑海中回响："我就是个灾难。""我什么都做不对。""我很软弱。""我好无能。"

　　假如你抑郁，可能会羞辱、贬低自己。比如，亚尼内放大了最微不足道的错误，她有一个批评性内心声音在反复叫喊："我是个糟糕的妈妈。""我什么都做不对。""我是个彻头彻尾的失败者。"你做着自我批评的内心声音不断归集、罗列你的缺点和弱点，直到你相信自己一文不值、丑陋、不招人喜爱。

练习：正视你的批评性内心

你做着自我批评的内心声音是如此熟悉，以至于你甚至都没听到它。当你对某事感觉不好时，仔细想想你刚才对自己所说的话。尽量做到准确，一字不差地记录下你内心的话语。自我批评时，你到底用了什么词？是否存在反反复复出现的关键短语？你内心声音的语气是什么样的——刺耳、冷漠、愤怒？这个声音是否让你想起过去对你很挑剔的人？

了解你内心自我批评的语气和内容非常重要，而意识到你的内在评判何时处于活跃状态也很关键。例如，假使你刚刚吃完半盒饼干，你内心的声音是否会说"你真令人作呕""你让我恶心"之类的话？请实实在在地尽力弄清楚你是如何对自己说话的，请描述你内心自我批评的语气和内容。

_____

_____

_____

_____

_____

请将这个练习做上几周。你需要花一些时间来认识到你内心的批评击垮你的具体和特定方式。

◎ 自我同情

自我同情是指你以对待苦苦挣扎的朋友的方式对待自己，即便该朋友犯了大错。借助自我同情，你将成为自己的盟友而非对手；你会用友善、支持、关怀的声音来代替你心中自我批评的声音。自我同情是内心批评的解药，内心批评会加重你的焦虑、悲伤、内疚和羞耻感。自我同情包含 3 个要素：自我友善、共同人性、正念。

自我友善

当你在生活中犯错或经历挫折时，你的批评性内心会击倒你，而不是让你振作起来。自我友善可以对抗你内心的自我批评倾向，这样你就能像关心别人一样关心自己。自我友善不会让你因为犯错或失误而批评或指责自己，而是让你给自己以温暖、安慰和关怀，它能缓解你自我批评内心所造成的伤害。

请描述你最近遭遇的挫折或犯下的错误。当时你的批评性内心声音是如何说你的？那一刻你对自己有何感觉？你是否相信你的批评性内心声音说你的那些内容？

_____

_____

_____

现在，请就该挫折或错误写几句友善、体谅的安慰话。以柔和、令人安心的语气使用语言，传达你关心自己的信号。

_____

_____

共同人性

你并不是唯一一个失败过、气馁过、认为自己不称职或愚蠢的人。所有的人都是有缺陷、不完美的生物。共同人性可以将你的体验与全人类的体验联系起来，它提醒你，你无法回避痛苦，所有人都会受苦。当你深陷自己的苦难之中时，会很容易忘记这一点。请记住，挫折是不可避免的，生活并不总是按照你认为的"应该"的方式进行下去。

请回想你朋友、家人和邻居所体验过的痛苦。描述他们经历的挫折、失败或错误。当你认为他们是有缺陷的人时，你对他们有何感觉？你是抱着批评的态度还是富有同情心？

_____

_____

现在，请描述你的体验与更广泛的人类体验相关联的方式。你可能会承认，身而为人就意味着不完美，所有人都有各种各样的痛苦体验。例如，如果你对朋友发脾气，请提醒自己："每个人都有反应过度的时候，这是人之常情。"另外，请描述影响痛苦事件的因素或条件。例如，"对孩子感到懊恼时，我讨厌自己。如果前一晚睡得更好一些，我也许会更平和。我不是个完美的妈妈，但也不是世界上最糟糕的妈妈。"

正念

借助正念（第5章），你能觉察到由自我评判或困难环境所带来的痛苦情绪。正念意味着以明确而平衡的方式对当下时刻保持开放态度，允许所有的思维、情绪和感觉进入意识，不去抗拒或回避它们。正念使你能够接纳痛苦，而不是逃离它。接纳痛苦是一件矛盾而有悖常理的事情，但能减轻你的痛苦，而正念方式下的自我意识能够让你体验到这种矛盾。

请描述最近遇到的情况——你做着自我批评的内心声音冲你长时间地大声吼叫，你感觉如何——悲伤、羞愧、害怕、紧张？你做了什么来尽力让它安静下来？奏效了吗？

现在，请试着接纳这种体验和与之相伴的情绪。不要评判或贬低你的体验。你的体验发生了什么变化？你的情绪改变了吗？哪种情绪改变最大？对于接纳当下时刻的体验，最困难的部分是

什么？

实现自我同情的障碍

你可能多年来一直感到焦虑或抑郁，也许已经对自己的批评性内心声音习以为常。你甚至可能会感到疑惑——用不熟悉的东西（自我同情）来对抗熟悉的东西（自我批评）是否明智。事实上，你可能相信，善待自己也有不利的一面。对自我同情的益处的怀疑或不确定会让你难以培养出自我同情的态度。

关于学会善待自己，请写下你对此的任何疑问、担忧或恐惧。对你来说，可能的不利之处是什么？

如果你和大多数人一样，可能会描述一个或多个关于自我同情的常见误解，这些误解会让你很难保持开放态度去练习它。让我们来看看自我同情不是什么。

1. 自我同情不是自我怜悯。有些人认为，自我同情允许他们沉迷于自怜。然而，自我同情并不只与你自己的痛苦相关，而是与所有人的痛苦相关。自我同情能够让人认识到，每个人的生活都很艰难，因此，它为你的苦难提供了一些不同的视角。自我同情不是鼓励你过度关注自己的麻烦（穷思竭虑），而是使你能够退后一步，将你的问题视为人类苦难这个更大范围的一部分。

2. 自我同情不是危险的东西。有些人害怕自我同情，因为他们相信，它会让自己放松警惕。他们视自我同情为一种弱点，认为它会让自己更容易受到伤害、遭遇不幸。然而，因为自我同情可以树立而非摧毁自信心，所以它能培养人的勇气，提高人的韧性。实现自我同情的人能够更好地应对生活中的艰难坎坷，比如离婚、慢性疼痛或失业，因为他们相信，自己能够渡过难关、克服逆境。

3. 自我同情不是自私自利。有些人认为，善待、关心自己是一种自私自利、以自我为中心的行为。他们相信，自我批评会驱使自己关注、关心他人。他们担心，如果同情自我，他们的人际关系和他人就会遭受不良影响。然而，自我同情能够让你为他人付出更多，因为你也已经照顾好了自己。一个实现自我同情的自我更能够表现出关怀、让步和坚定——这些特质都会滋养、促进人际关系。

4. 自我同情不是一直表现不良行为的借口。有些人相信，他们的批评性内心声音会让自己保持正直、严格的品行。他们担心，一旦善待而非批评自己，他们就会走下坡路，变成一个糟糕的人。然而，自我同情往往会让人们为自己的行为承担更大而非更小的责任，能让人们看到自己的错误，从中吸取教训并感到歉意。

5. 自我同情不是让你变得懒惰。自我同情不等于自我放纵。你可能会担心，如果善待自己，你更有可能吃得太多或锻炼太少。实际上，自我同情会鼓励你专注于长期的健康和福祉，而不是采用权宜之计快速解决问题。例如，假使你想要减掉几斤体重，然后严厉批评自己享用了一勺冰激凌，那么你就更有可能放弃减重，并吃掉一整盒冰激凌。毕竟，按照你的批评性内心声音的说法，那一勺冰激凌意味着你又胖又丑，是个失败者。

6. 自我同情不是追求、获得你想从生活中得到的东西的障碍。很多人认为，他们严苛的内心声音会激励自己努力工作，实现对生活的渴求。然而，事实恰恰相反，自我批评会削弱自信心，因而会给你带来更多的焦虑和对失败的恐惧。此外，自我批评会在你的头脑中形成习惯性失败的历史印记，因为无论你完成了什么，内心的批评声音都会告诉你，你本应该完成得更多。很快你就会感到绝望而沮丧，没有动力，早上起床都觉得有困难。而自我同情会鼓励你辛勤工作，以挖掘出自己的全部潜能。不是因为你不得不做，而是因为你想要这么做。这意味着，你不再害怕失败，并且在面对人生旅途中不可避免的坎坷时拥有坚持不懈走下去的韧性。

请描述你实现自我同情的障碍。上述障碍你有哪些？对于自我同情，你还有哪些与上面提到的不同的疑惑、担忧或恐惧？请将其写下来。

_____

_____

_____

_____

_____

练习：实现你的自我同情思维

仅仅因为你对做自我批评的内心声音很熟悉，并不意味着你学不会用健康剂量（合适程度）的自我同情来替代它。请遵循以下步骤来实现你的自我同情思维，并体验其能够起到舒缓作用的益处：

1. 思索一下这样的时候——你的亲密朋友对其自身感觉非常糟糕，或者在生活中苦苦挣扎于挫折或困境之中。在这种情况下（尤其当你处于最佳状态时），你对你的朋友做出了何种反应？你说了什么？你的语气如何？你的朋友是如何回应你的？

2. 现在，回想一下你感觉很糟、对自己不满或疲于应对某个问题的时候。在这种时刻，你是如何跟自己说话的？你说了些什么？你对自己说话的语气如何？你感觉如何？当时你想要做什么？

为了帮助你梳理自己的自我同情反应，请回顾自我同情的 3 个要素。然后完成《实现自我同情思维工作表》（表 9-1）。空表格之后是亚尼内的《实现自我同情思维工作表》（表 9-2），请查看该表及她设计的富有同情心的自我对话。

在进行这种富有同情心的自我对话练习时，你可以轻声地对自己重复你设计的这些对话，并轻抚自己的手臂或给自己一个拥抱。温暖而体贴的肢体动作可以激发自我同情，即使你很难体会到友好和关怀的感觉。重要的是以行动善待自己，就算你当时没有这种感受。之后，温暖和体贴的感觉会随之而来。

请在下面提供的空行处描述你的体验。在转换为富有同情心的自我对话后，你是否注意到自己的感受有所不同？如果是这样，

表 9–1 实现自我同情思维工作表

情境	批评性自我对话	情绪	富有同情心的自我对话		
			自我友善	共同人性	正念

表 9-2　亚尼内的《实现自我同情思维工作表》

情境	批评性自我对话	情绪	富有同情心的自我对话		
			自我友善	共同人性	正念
安顿孩子们上床睡觉后，我开始整理一些照片。看了所有我们离婚前的照片后，我开始感到孤独，吃了一整袋饼干	我令人恶心且丑陋。没人会爱我。发生在我身上的一切都是因为我活该	羞愧、内疚、抑郁	我知道你吃了那袋饼干是因为你现在很难过。你以为吃点零食会让自己开心起来。但你这会儿甚至感觉更糟糕了，你讨厌自己和自己的身体。我希望你感觉好一些，喜欢你自己。你仍旧挺好的。为什么不出去散散步呢？你很快就会感觉好起来的	每个人都有伤心难过的时候，每个人也都会以自己能做到的最好方式去应对。是的，吃饼干是个错误，但是，我们都会犯错并从中吸取教训	我承认当下我感觉很糟糕，不管我希望有多希望自己刚才没有吃饼干，但我对自己的痛苦持开放态度，不会因为此刻感受到它或情绪而评判它或我自己

为什么？对于自我同情的3个要素（自我友善、共同人性、正念），哪个练习起来最容易，哪个最困难？如果你以通常对待受难中的亲密朋友的方式回应自己的苦难，你的状况可能会作何改变？请将其写下来。

练习：给自己写富有同情心的信

多年以来，你一直在给自己发送一封又一封充满批评性的、刻薄的信。这些信的内容可能全都一样——详细叙述你自认为的缺点和错误。如果你收到的信只有这些，那么用不了多久，你就会开始对自己感觉不好，并且对未来感到焦虑或无望。不过，你可以改变这一点。邮局可以给你发送富有同情心的信，就像它可以发送批评性的信件那样容易。当你心烦意乱、苦苦挣扎或想要做出让自己害怕的改变时，请你坐下来，给自己写一封富有同情心的信。

以下是给自己写一封富有同情心的信的3种方式。

1.写一封信，就好像你正在与一位有同样忧虑或与问题较劲的心爱朋友交谈那样。

2.写一封信，就好像你正以一位想象中的、睿智、有爱心、友善、宽容的朋友的视角在写。

3.写一封信，让自己富有同情心的那部分写给正在费力挣扎的那部分。

把这封信放在一个安全的地方，并定期读给自己听，尤其在你步履维艰的时期。在读它的时候，请接纳那些富有同情心的话语所带来的具有舒缓作用的安慰。起初，用同情的语气给自己写信可能看上去有点奇怪，但随着你写的信越来越多，读信的次数越来越多，你就会越来越容易表达对自己的同情。

以下是亚尼内写给自己的富有同情心的信，那之前，她独自度过了一个艰难的夜晚。她以自己怀念的婶祖母南希的视角写这封信，南希曾像照顾孩子一样照顾她。

> 亲爱的亚尼内：
>
> 我知道你今天过得很艰难。一旦孩子们上床睡觉，你独自坐在沙发上，孤独感就淹没了你。我们每个人都

会时不时地遭到孤独的袭击，但这对你来说尤其猛烈，因为你爱人们。就像所有经历过离婚的人那样，离婚改变了很多事情，但这些改变都是暂时的。更好的日子就在前方，我向你保证。

你可能不相信我，不过，在你伯祖父去世后，我确实感到极度孤独。对我来说，那是艰难的一年，我也认为，自己的感觉再也不会好起来了，可是过了一段时间，我确实好多了。我接纳了自己的悲伤和孤独，并提醒自己，虽然感到孤独，但我身边有爱我、关心我的朋友和家人。我爱你、关心你，亚尼内，随着时间的推移，这些感觉都会过去的。就给自己一点时间吧。

练习：把手放在心上

触摸是一种具有强大效果的体验，不仅能抚慰我们，而且可以增强爱、友善、关怀的感觉。每当你感到心烦或不安，或者在等待这些情绪过去的同时希望摆脱焦虑、抑郁或其他情绪反应的时候，都可以做此练习。借助以下简单几步，你可以轻松地营造出自我同情时刻。

1. 将一只手轻柔地放在你的心口上。感受它在你胸口上的温暖。请花点时间确认，这个简单的动作让你自己呈现出平静、自在的状态。

2. 慢慢地、轻轻地吸气，深达你心脏周围的空间。感受你手的温暖下沉得更深，并扩散到整个身体。

3. 回想他人让你感到安全、被爱、被珍视的具体时刻。这个美好时刻也许是记忆中你与配偶、父母、孩子、朋友、治疗师、老师或宠物一起度过的时光。

4. 记起这个时刻时，让温暖和美好的感觉流过你的全身。你可能会注意到，自己的肌肉放松了，或者不自觉地发出一声叹息，嘴角也许会浮现微笑。就这样沐浴在接纳和关怀的温暖感觉中。请在这温馨的记忆中停留30秒。

5. 做好准备后，将你的意识带回房间或周围环境，仔细想想在这个练习过程中你感觉到的任何身体变化。请将这种平静又轻松的感觉带入你的每一天。

请描述你在做"把手放在心上"练习时的感受。你有没有体验到关怀、友善和同情的感觉？你是否感到自己的身体放松了，并且愿意接纳自己的情绪了？你是否感到不那么焦虑、有压力或沮丧了？请描述你的体会以及出现的情绪。

_____

_____

_____

_____

_____

练习：友爱冥想

专注于对他人的友好和善意有助于你对自己感觉更好。如果每天练习 15 分钟，那么这种基于同情的冥想就可以提振你的精神，改善你的心情，缓解一天之中积累的焦虑和压力。你或许希望大声朗读以下脚本并录音。然后，你可以闭上眼睛聆听这个录音。

坐在椅子或垫子上，让自己感到安逸自在，坐直身体，肩膀放松。

（停顿 5 秒）

让手舒适地放在膝盖上，轻轻闭上眼睛。

（停顿 10 秒）

把自己的意识放在身体和呼吸上。现在感知你的身体……留意身体有何感觉。不论此刻身体中会体验到什么，都请持开放态度，专注于呼吸……注意腹部波浪般的起起伏伏。

（停顿 10 秒）

在这个冥想中，我们要培养友爱之心。我们所有人的内心都天生具有对他人表现友爱、与他人结成友谊的能力，这种友爱、友谊是无条件的、开放的、温和的、具有支持性的。

友爱是同情心对自己和他人的自然敞开。它是一种愿望，希望每个人都快乐、幸福。我们从培养对自己的友爱开始，让我们的心表现出款款柔情。

现在，让自己记起并敞开心灵认可你的基本良善。你或许记得自己表现出友善或慷慨的时候，也可能忆起你想要过得幸福而非遭受苦难的本能渴望。如果承认自己善良有困难，那就通过某个爱你的人的眼光来看待自己。那个人爱你什么？或者回想一下你从心爱宠物身上感受到的无条件的爱。

（停顿 20 秒）

如果这能让温柔的善意更容易流淌，请把自己想象成一个大概四五岁的小孩，站在你的面前。在体验这种爱时，请注意你身体上的感觉。也许你会觉得脸上有些温暖。也许你会注意到微笑浮现或开阔、坦荡的感觉。这就是友爱，我们所有人都有能力拥有、表现的自然情感，从来如此。请伴着这种开放、无条件的爱休息片刻。

（停顿 20 秒）

让自己沉浸在友爱能量场中尽情享受。在引来平和、接纳的情绪时，请吸气、呼气。

（停顿 20 秒）

现在开始，将友爱的话语用在自己身上，以此祝福自己。

请使用以下提供的短语，或者修改这些短语，选择任何可以向你自己和他人表达你的友爱祝福的话语。现在，为了你自己，把这些话语装进你的大脑：

- 愿我心中充满友爱。
- 愿我被友爱包围。
- 愿我与他人心意相通、内心宁静平和。
- 愿我接纳真实的自我。
- 愿我快乐、幸福。

● 愿我明白，活着自有乐趣。

现在，再次在大脑中重复这些对自己表达友好和善意的话语：

● 愿我心中充满友爱。

● 愿我被友爱包围。

● 愿我与他人心意相通、内心宁静平和。

● 愿我接纳真实的自我。

● 愿我快乐、幸福。

● 愿我明白，活着自有乐趣。

现在，请通过想起某个你心爱的人来开启友爱循环。这是一个你关心他、他总是支持你的人。请回想这个人的基本良善，感知你特别爱这个人的地方。在心中感受你对这位心爱之人的感激之情，开始你简单的祝福：

● 愿你心中充满友爱。

● 愿你被友爱包围。

● 愿你此刻感受到我的爱。

● 愿你接纳真实的自我。

● 愿你快乐、幸福。

● 愿你明白，活着自有乐趣。

现在，请想起一个你对其"不带感情色彩"的人。这个人你可能经常见到，但不太了解，可以是邻居或杂货店店员。此刻，在心里想着这个人，重复表达友爱的话语：

● 愿你心中充满友爱。

● 愿你被友爱包围。

- 愿你此刻感受到我的爱。

- 愿你接纳真实的自我。

- 愿你快乐、幸福。

- 愿你明白，活着自有乐趣。

现在，如果可能的话，请回想某个曾经与你关系紧张的人。也许是一个你不喜欢的人，你很难对其产生同情、怜悯之心。请看看你是否有可能放下对这个人的怨恨和厌恶情绪。提醒自己视该人为一个整体，值得以爱和善意待之，要将其看作一个会感到痛苦和焦虑的人，一个同样会受苦受难的人。看看你是否有可能将你心中的友爱话语也用在这个人身上：

- 愿你心中充满友爱。

- 愿你被友爱包围。

- 愿你此刻感受到我的爱。

- 愿你接纳真实的自我。

- 愿你快乐、幸福。

- 愿你明白，活着自有乐趣。

现在，让你的意识向四面八方敞开——对你自己、对心爱的人、对不带感情色彩的人、对难以相处的人。对生活在世界各地的万物、人类和动物敞开，对生活在富裕、贫穷、战争、和平、饥饿、富足环境中的人敞开，感知众生所体验的一切喜怒哀乐：

- 愿众生心中充满友爱。

- 愿众生被友爱包围。

- 愿众生此刻感受到我的爱。

- 愿众生接纳真实的自我。

- 愿众生快乐、幸福。

- 愿众生明白，活着自有乐趣。

现在，请回归对自己表达善意的环节，以此结束这个练习。坐一会儿，让自己沉浸在此时可能已经产生的友爱能量场中。

请描述你是如何进行友爱冥想的？对于那些你回想起的、与你心意相通的、让你感受到友爱的人，你有没有感到惊奇？于你而言，该练习的哪部分最困难，哪部分最容易？你是否觉得更能接纳、原谅自己和他人了？你有没有觉到焦虑、羞愧、内疚或沮丧感轻一点了？

练习：坚持书写自我同情日记

请尝试坚持写一周的自我同情日记（如果你喜欢，也可以写更长时间）。记日记是表达情绪的有效方式，可以促进心理和身体两方面的健康。在晚上的某个时候，如果你有空安静下来，请回顾一天中发生的事情。在日记中，请写下任何让你感觉糟糕的事情，任何你对自己的评判或者任何给你带来痛苦的艰难经历。例如，也许午餐时你对某位女服务员发了火，因为她花了很长时间才拿来账单。你向她说了粗鲁的话，没有留下小费就气冲冲地走了。之后，你为此感到羞愧而尴尬。对于每件事情，请以自我同情的方式，使用正念、共同人性意识和友善来加以处理，并将这些具有舒缓作用的话语添加到日记中。

然后，请描述你在坚持写了几天的同情日记后的感受。什么情境触发了你做自我批评的内心声音的出现？这些苛刻的评判令你有何感觉？

_____

_____

_____

请描述你在进入自我同情状态时的感受。你是否感到身体放松了？你有没有觉得更能接纳和原谅自己了？你是否感觉不那么焦虑、羞愧、内疚或情绪低落了？

_____

_____

_____

练习：做自我同情式休息

即便做过大量的自我同情练习，你处于焦虑或抑郁的头脑还是会陷入自我批评。除了每天的友爱冥想，在一整天中，让自己做几次自我同情式的短时休息会有帮助。自我同情式休息同样包含3个组成部分：正念、共同人性、自我友善。请遵循以下步骤，让你自己休息一下，从自我批评的思维中解脱出来。

1. 回顾：请仔细想想你生活中最近出现的给你带来压力的困难情境。回想当时的情况，并敞开心扉，接纳焦虑、紧张、抑郁情绪或任何身体上的情绪性不适。

2. 正念：对自己说："这是受难时刻。"如果觉得这句话不够恰当，请尝试"这很伤人""哎哟"或"这是焦虑、抑郁或紧张情绪"这些中的一句。

3. 共同人性：对自己说："苦难是生活的一部分。"或者试着说："其他人也有这种感觉。""我并不是唯一这样的。"或"我们都在生活中苦苦挣扎。"

4. 自我友善：把双手放在心口上，感受它们在胸口上的温暖和温柔触感。如果有另一种具有舒缓作用的触摸让你感觉更舒适，请使用那种。并对自己说："愿我善待自己。"

如果在一些特定情境中你对自己说另外的话语更合适，那就请加以替代，比如使用以下这些：

● 愿我给予自己应得的同情。

● 愿我学会接纳真实的自我。

● 愿我原谅自己。

● 愿我坚强。

● 愿我有耐心。

你也可以问自己："我此刻需要听什么话来表达对自己的

善意？"

请描述你在做自我同情式休息期间的感受。你觉得自己的身体放松了吗？你是否感觉更能接纳或原谅自己了？你有没有觉得自己有耐心多了？你是否感觉自己从自我批评转向了自我接纳？对于你的焦虑和抑郁情绪，或者其他你在当时体验到的情绪，这种自我同情式休息有哪些影响？

_____

_____

_____

_____

_____

_____

长话短说

感激态度和富有同情心的自我对于你从焦虑和抑郁中恢复过来至关重要。感觉不那么焦虑或抑郁并不等于感觉快乐、幸福。快乐、幸福能为你的生活增添价值，让日子更值得过，而感激态度是这一切的源泉。同情，尤其是自我同情，是穷思竭虑的强效解药：这种无情且不停歇地做着自我批评的内心声音会加重你的焦虑和抑郁情绪。在培养感激和自我同情的态度时，请记住：

◆ 要让感激态度出现在当下时刻。感激你现在拥有的东西，而不是追求接下来的事情，这会增加幸福感。

◆ 相比你不喜欢的人，对喜欢的人表现出同情更容易。在培养富有同情心的自我时，你将开始更喜欢自己。强大且极其正面的自尊可以保护你，使你免遭生活的坎坷。

◆ 对于你已经学到的管理自己焦虑和抑郁情绪的技巧，培养感激态度和自我同情的技巧与之相辅相成。拥有感激态度和自我同情能力就像接受过预防接种，能够使你免受高度自我批评的内心声音的负面影响。

第 10 章

坚持下去，一路前行

现在，你的情绪系统更加灵活了，你有可能不再感到那么焦虑和抑郁。这真是个好消息！你非常努力地培养出了更灵活的情绪系统。但是，这并不意味着你再也不会感受到过去那种有关注意力、思维和行为的僵化模式的拉扯作用，那种模式曾加剧你的过度焦虑和抑郁情绪。这就是你必须有一个计划来帮助自己快速回到正轨的原因。

过度焦虑和抑郁常常是实现人生重要目标的障碍。现在你已经不觉得那么焦虑和抑郁，是时候这样做了——重新审视那些开启你的康复之路的个人价值观，并运用它们来规划你通往更充实生活的道路。

自测：抑郁、焦虑与压力

你即将学完本书的内容，现在是时候查看自己已经前进多远了。请再做一遍你已经做过两次的自测：刚开始学习本书时一次、进度到达一半时一次。现在，请将这次自测的分数与你之前完成的那两次的相比较。你做得怎么样？

请记住，培养情绪灵活性需要时间。在你完成的第一次自测和本次之间，你可能看不到有很大的变化。这没关系。深刻的情绪改变会随着练习而来。你练习本书中的技巧越多，能够期待的改变就越大。

◎ 在当下做出反应

通过本书，你已经学习了很多技巧来打破各种僵化模式，这些僵化模式会加剧、维持你的焦虑和抑郁情绪。不过此时，这些模式只是被削弱了，而并没有被消除。事实上，你会很容易退回到过去有关注意力、思维、行为的僵化模式。因此非常重要的是，你必须练习如何在当下运用从本书中学到的技巧对焦虑或抑郁情绪做出反应。请遵循以下步骤来培养、加强当下的情绪灵活性。

1. 锚定你的呼吸。请运用你的呼吸，将自己的注意力从过去和未来上转移出来，回到当下（第5章）。一旦进入当下时刻，请审视你的思维、情绪和行为。

2. 审视你的思维。请使用"抓住它，检视它，改变它"技巧（第6章）。问问自己："我正在想什么？正加剧我焦虑和抑郁情绪的灼热无意识思维有哪些？我掉进思维陷阱了吗？是哪些思维陷阱？我妄下结论了吗？我在把事情灾难化吗（最坏打算）？对于一项活动，我是不是甚至还没试过之前就在想，去参加这项活动不会让我开心（前景黯淡）？我现在可以尝试哪些会有帮助的灵活思维策略？还有其他解释事件的方式吗？是否存在其他更合理、更准确或更有帮助的方式来思考这个问题？"

3. 审视你的情绪。问问自己："我在情绪和身体方面的感觉如何？我是感到焦虑或抑郁还是有其他情绪，比如愤怒、内疚或羞愧？我是饿了、累了还是病了？我的躯体感受是否导致了我的焦虑或抑郁情绪？我是在用一种加剧焦虑或抑郁情绪的方式解释我的躯体感受吗？这些解释是否属于常见的僵化思维模式的组成部分？它们准确吗？"现在，请应用 F–A–C–E 四步骤来应对你当下的焦虑和抑郁情绪，在它们起起落落时观察它们（第8章）。提醒你自己，这些情绪会过去的，就像所有的情绪都会过去一样。

4. 审视你的行为。问问自己："我是否觉得身体里有一股强大的力量，想要回避或控制自己的焦虑或抑郁情绪？"如果是，那就抵制这些情绪驱动性回避策略和行为，并在可能的时候反其道而行之。假如你因为感到焦虑或情绪低落而想逃离某个情境，那就待在那个情境中。假如你因为焦虑而要检查门锁，那就离开家，不要回头看。假如有人邀请你参加活动，而你预计自己不会玩得开心，所以准备拒绝，那就答应下来，然后在参加该活动时设定10分钟或30分钟的目标，看看自己的预测是否准确。

请记住，相反的做法可以培养你对焦虑和抑郁的耐受力（第8章）。另外，还要审视自己是否在用其他方式回避焦虑或抑郁。问问自己："我是不是靠目不转睛地盯着屏幕来分散自己的注意力？"如果是，那就关掉设备出去散步，或给朋友打电话，或者心怀感激之情度过一段时光（第9章）。

◎ 制订练习计划

　　练习计划将帮助你长期保持恢复状态。该计划包括你已经学到的用于提高注意力、思维和行为灵活性的技巧以及培养你情绪耐受力的情绪暴露技巧。因为人各有异，你可能已经注意到，某些技巧比另一些对你更有帮助。这没关系，但要时不时地试着练习所有技巧。它们全都很重要，随着时间的推移，你或许会发现，其他技巧也开始起作用了。

　　请列出你练习过最多的技巧和最有帮助的技巧。

_____

_____

_____

_____

_____

　　请列出你练习得不太多但愿意多练习以查看它们是否也有帮助的技巧。

_____

_____

_____

_____

◎ 实施练习计划

如果不去实施，就算是世界上最好的练习计划也无济于事。每天现身实施计划是必不可少的。为此，请向自己预约练习，就像你与治疗师预约会面那样。如果你发现自己错过了与自己的约会，则可能又陷入了旧的回避模式。要小心！

在每次与自己约会的过程中，请回顾进展并调整练习计划。请记住，随着时间的推移，管理过度焦虑和抑郁的关键是不断提高你的情绪灵活性。另请注意，即使在没有感到极度焦虑或情绪低落的时候，练习本书中的技巧也很重要——就像你在真正击球之前练习几次挥杆一样。练习——任何练习——都能培养并加强你的情绪灵活性。

此外，如果你常常因为情绪而分散注意力或压抑它们，实际上可能会在不知不觉中感到有点焦虑或情绪低落。请依照计划而不是仅仅在感到焦虑或情绪低落时练习本书中的技巧，这样能帮助你在情绪反应积累到一定程度之前就捕捉到它们，若情绪反应上升到较高水平，技巧练习就会变得更加困难——因为那时你已经感到非常焦虑或沮丧了。请使用《一路向前之练习计划实施日志》（表10-1）来追踪你的进展。

表 10-1　一路向前之练习计划实施日志

说明：每次练习下面列出的本手册中的技巧之一时，请在对应的方框中打钩。有些技巧你可以每天练，所以对这些技巧圈选"今日"。其他技巧你可能会每周练习几次（不是每天练），那么对这些技巧圈选"本周"

第5章：培养灵活的注意力		
以呼吸为锚	☐ ☐ ☐ ☐ ☐ ☐ ☐ ☐	今日 / 本周
正念应用于情绪	☐ ☐ ☐ ☐ ☐ ☐ ☐ ☐	今日 / 本周
锚定到日常活动上	☐ ☐ ☐ ☐ ☐ ☐ ☐ ☐	今日 / 本周
锚定到"和"这个字上	☐ ☐ ☐ ☐ ☐ ☐ ☐ ☐	今日 / 本周
一次锚定到一件事上	☐ ☐ ☐ ☐ ☐ ☐ ☐ ☐	今日 / 本周
第6章：培养灵活的思维		
针对想法绕远路	☐ ☐ ☐ ☐ ☐ ☐ ☐ ☐	今日 / 本周
抓住它，检视它，改变它	☐ ☐ ☐ ☐ ☐ ☐ ☐ ☐	今日 / 本周
检查你预测的准确性	☐ ☐ ☐ ☐ ☐ ☐ ☐ ☐	今日 / 本周
计算你的效度商数	☐ ☐ ☐ ☐ ☐ ☐ ☐ ☐	今日 / 本周
剧院楼厅视角	☐ ☐ ☐ ☐ ☐ ☐ ☐ ☐	今日 / 本周
检视你过去应对事件的方式	☐ ☐ ☐ ☐ ☐ ☐ ☐ ☐	今日 / 本周
制订计划以跳出"最坏打算"思维陷阱	☐ ☐ ☐ ☐ ☐ ☐ ☐ ☐	今日 / 本周
与思维的意义脱钩	☐ ☐ ☐ ☐ ☐ ☐ ☐ ☐	今日 / 本周

续表

第 7 章：培养灵活的行为		
了解、理解情绪回避	☐ ☐ ☐ ☐ ☐ ☐ ☐ ☐ ☐	今日 / 本周
练习替代行为	☐ ☐ ☐ ☐ ☐ ☐ ☐ ☐ ☐	今日 / 本周
练习有效地解决问题	☐ ☐ ☐ ☐ ☐ ☐ ☐ ☐ ☐	今日 / 本周
延迟情绪驱动的心理行为	☐ ☐ ☐ ☐ ☐ ☐ ☐ ☐ ☐	今日 / 本周
逐步延迟情绪驱动的心理行为	☐ ☐ ☐ ☐ ☐ ☐ ☐ ☐ ☐	今日 / 本周
从"为什么"改为"如何做"	☐ ☐ ☐ ☐ ☐ ☐ ☐ ☐ ☐	今日 / 本周
第 8 章：培养情绪耐受力		
练习躯体感受暴露	☐ ☐ ☐ ☐ ☐ ☐ ☐ ☐ ☐	今日 / 本周
练习外部情境性情绪暴露	☐ ☐ ☐ ☐ ☐ ☐ ☐ ☐ ☐	今日 / 本周
练习内部情境性情绪暴露	☐ ☐ ☐ ☐ ☐ ☐ ☐ ☐ ☐	今日 / 本周
第 9 章：培养感激态度与自我同情		
坚持书写感激日记	☐ ☐ ☐ ☐ ☐ ☐ ☐ ☐ ☐	今日 / 本周
写感谢信	☐ ☐ ☐ ☐ ☐ ☐ ☐ ☐ ☐	今日 / 本周
感激冥想	☐ ☐ ☐ ☐ ☐ ☐ ☐ ☐ ☐	今日 / 本周
给自己写富有同情心的信	☐ ☐ ☐ ☐ ☐ ☐ ☐ ☐ ☐	今日 / 本周
把手放在心上	☐ ☐ ☐ ☐ ☐ ☐ ☐ ☐ ☐	今日 / 本周
友爱冥想	☐ ☐ ☐ ☐ ☐ ☐ ☐ ☐ ☐	今日 / 本周
坚持书写自我同情日记	☐ ☐ ☐ ☐ ☐ ☐ ☐ ☐ ☐	今日 / 本周
做自我同情式休息	☐ ☐ ☐ ☐ ☐ ☐ ☐ ☐ ☐	今日 / 本周

◎ 要记得一步步迈向不适

在你的练习计划中，也许没有比寻找机会一步步迈向不适更重要的部分了，即指你练习过的情绪暴露。通过接近而非远离焦虑和抑郁情绪（以及其他情绪，如内疚或羞愧）来提高自己的情绪耐受力至关重要。请查看你在第 8 章中制作的《情绪暴露计划工作表》。将每种情绪暴露阶梯的前 1/3 内容纳入练习计划，并且每天至少练习其中的两三项。

你可能感到疑惑，为何要重复自己已经掌握的东西。你可能已经注意到，对于情绪暴露阶梯上的一些层级，即便它们已不再让你感到不舒服，但在你因为某些生活事件而感到压力更大或更加不安时，重复练习也会令你觉得更加困难一点。这是因为日常压力会使一切都变得更困难一点，包括一步步走向你的焦虑和抑郁情绪。请记住，虽然你感觉在更加焦虑或情绪低落一点的时候从练习中获益最大，但即使在平常时练习，你也依然在培养一种习惯——接近而非逃离你的情绪的习惯。

◎ 为应对新症状做准备

不论你已经取得了怎样的进展，生活总会以某种方式向你发起挑战，这些挑战会突然加剧你的焦虑或让你情绪低落。搬去新城市，换新工作，失去朋友或所爱之人，这些都是生活挑战的例子。在这些时刻，你可能会观察到新症状——脑海中新的画面、新的想法或许新的情绪驱动性行为。

请不要因新症状的出现而恐慌。出现新症状并不意味着你跌回了自己一直在如此努力摆脱的情绪僵化状态。你不仅不会忽视新症状，还要进一步针对这些新症状练习你所学到的技巧。尽管它们可能看上去、感觉起来有所不同，但它们同样是旧模式的一部分——僵化的注意力、思维和行为。你学到的技巧对这些症状同样有效。

◎ 规划通往更充实生活的道路

过度的焦虑和抑郁情绪总是让人们的生活偏离航线。既然你已经学完了本书，感觉不那么焦虑和抑郁了，那么是时候反思未实现的梦想和愿望，规划你通往更充实生活的道路了。或许，因为练习过学到的技巧，你现在比以前更有可能完成着手开始做的事情。恢复过程是一场马拉松，而不是短跑，是时候回顾你已经完成的部分，并制订新的计划来跑完剩下的路程了。

请花点时间回顾一下那些让你走上更充实生活之路的价值观（第4章）。你现在是否离实现那些与你的个人价值观相一致的长期目标更近了？你开始约会了吗？你已经飞去过希腊了吗？这趟旅行你已经说了很多年了。你是否已经离开了那份永无出头之日的工作并找到了新工作？

请查看妮娅的《规划通往更充实生活的道路工作表》（表10-2）。她决定聚焦于自己的核心价值——工作与事业——因为她这么多的焦虑主要集中在感觉自己被困在一份毫无前途的工作中。为了尊重自己的核心价值，她决定努力寻找一份教小孩子数学和科学的工作，这些学科她一直很喜爱。然后，她制定了实现这一目标的行动步骤。有趣的是，对于寻找教师工作这项任务，当她一步步做出规划时，就不再感到那么压力巨大了。情况往往如此。对于那些看似难以承受、无法实现的事情，规划通往更充实生活的道路会令其变为可以凭借努力尝试和工作来完成的事情。

表 10-2　妮娅的《规划通往更充实生活的道路工作表》

价值	工作与事业：我想有一份对小孩子有帮助的工作	
长期目标	得到一份教小孩子数学和科学的工作	
实现长期目标的步骤		
完成数学和科学方面的教师资格认证		第 1 步
打电话给学区，申请教学实习		第 2 步
写好简历并获取推荐信		第 3 步
提交教学实习申请		第 4 步
完成教学实习		第 5 步
整理教师资格认证相关文档		第 6 步
重做简历，申请当地学校的教学工作		第 7 步
做代课老师，直到找到一份固定教学工作		第 8 步
长期目标	得到一份教小孩子数学和科学的工作	

现在，请规划你自己的通往更充实生活的道路（表 10-3）。从核心价值开始，让你的价值观引路，踏上实现长期目标的征程。

你可能会发现，你的路径不只包含工作表上的 8 个步骤。你可以根据自己的喜好将实现长期目标的步骤分解得更细一些。

表 10-3　规划通往更充实生活的道路工作表

价值	
长期目标	
实现长期目标的步骤	
	第 1 步
	第 2 步
	第 3 步
	第 4 步
	第 5 步
	第 6 步
	第 7 步
	第 8 步
长期目标	

事实上，你在自己的计划中设置的步骤越多，每一步就会变得越小，这可以减少被压垮、气馁的感觉。此外，不管有多小，每一步都是你练习在本书中所学内容的机会。了解你价值驱动的路径以及一路之上要做的有助于自己的事情，是实现长期目标的最佳方式。

长话短说

　　培养和保持情绪灵活性对情绪健康和情绪反应至关重要，它能让你扛过日常生活中的挑战。虽然你现在的情绪系统更灵活了，但还是要时刻保持警惕，留意这种迹象——你正在慢慢滑回旧的、僵化的无意识思维模式，而你一直在如此努力地想要摆脱这种模式，所以请记住：

　　◆ 对这种迹象保持警惕——你正在滑向有关注意力、思维和行为的旧模式。你越早应用所学到的技巧，就能越快恢复。

　　◆ 请经常回顾你的《一路向前之练习计划实施日志》，并定期练习计划中的技巧。尤其要练习一步步走向不适，因为不适是美好生活中无可逃避的一部分。

　　◆ 请重新将那些曾帮助你从过度焦虑和抑郁中恢复过来的核心价值找回来。如果你认为自己太过焦虑或抑郁而无法实现长期生活目标，因而将其搁置了起来，那么请遵循这些核心价值，去追求你的长期生活目标。